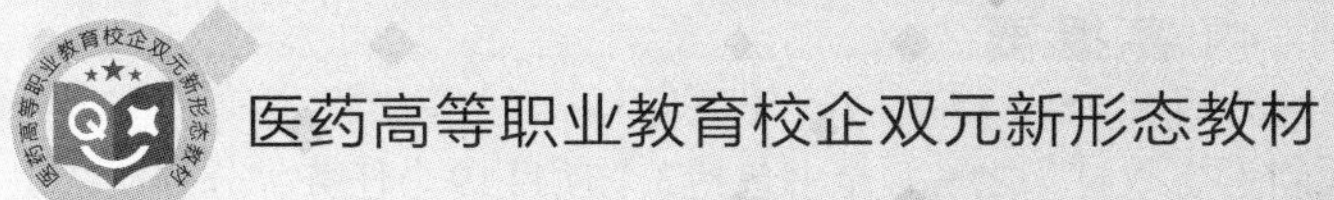

医药高等职业教育校企双元新形态教材

产后康复实训教程

（供康复治疗技术、健康管理等专业用）

主　编　易玲利　陈艳枚

副主编　陈燕宜　郭秋娜　梁　菁　隆美华　谢晓丽

编　者（以姓氏笔画为序）

张钧伟（惠州卫生职业技术学院）

陈艳枚（惠州卫生职业技术学院）

陈燕宜（惠州卫生职业技术学院）

易玲利（惠州卫生职业技术学院）

罗艳湘（广州医科大学附属第四医院）

郭秋娜（广州和睦家医院）

梁　菁（惠州卫生职业技术学院）

隆美华（珠海市卫生学校）

谢晓丽（惠州市智体康复中心）

谢碧娟（惠州卫生职业技术学院）

潘晓莉（佛山市南海区卫生职业技术学校）

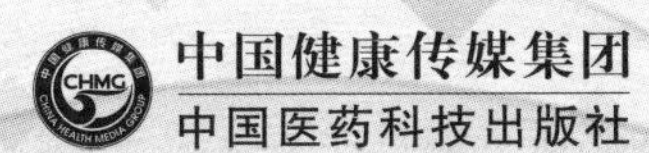

中国健康传媒集团

中国医药科技出版社

内 容 提 要

本教材是“医药高等职业教育校企双元新形态教材”之一，全书包括3个项目19个任务，分别从认识女性身体、妊娠期女性的康复保健及产后女性的康复保健进行阐述，具体包括女性子宫及其附属结构的解剖结构、女性盆底解剖结构、妊娠期女性身体的生理变化、产褥期宣教等内容，注重实用性和适用性。教材内容通俗易懂，简单明了，图文并茂，且与医院、企业合作，紧密联系临床，把握行业现状及发展方向，在实践教学中更具针对性，有利于符合医院、企业需求的复合型人才的培养。

本教材可供高等职业教育康复治疗技术、健康管理等专业师生教学使用，也可作为相关专业人员的参考用书。

图书在版编目（CIP）数据

产后康复实训教程 / 易玲利，陈艳枚主编．—北京：中国医药科技出版社，2023.7

医药高等职业教育校企双元新形态教材

ISBN 978-7-5214-3754-6

Ⅰ.①产…　Ⅱ.①易…②陈…　Ⅲ.①产褥期-妇幼保健-高等职业教育-教材　Ⅳ.①R714.61

中国国家版本馆CIP数据核字（2023）第098526号

美术编辑　陈君杞

版式设计　南博文化

出版　**中国健康传媒集团** | 中国医药科技出版社

地址　北京市海淀区文慧园北路甲22号

邮编　100082

电话　发行：010-62227427　邮购：010-62236938

网址　www.cmstp.com

规格　787×1092mm $^1/_{16}$

印张　8

字数　187千字

版次　2023年7月第1版

印次　2023年7月第1次印刷

印刷　廊坊市海玉印刷有限公司

经销　全国各地新华书店

书号　ISBN 978-7-5214-3754-6

定价　39.00元

获取新书信息、投稿、为图书纠错，请扫码联系我们。

数字化教材编委会

主　编　易玲利　陈艳枚

副主编　陈燕宜　郭秋娜　梁　菁　隆美华　谢晓丽

编　者（以姓氏笔画为序）

张钧伟（惠州卫生职业技术学院）
陈艳枚（惠州卫生职业技术学院）
陈燕宜（惠州卫生职业技术学院）
易玲利（惠州卫生职业技术学院）
罗艳湘（广州医科大学附属第四医院）
郭秋娜（广州和睦家医院）
梁　菁（惠州卫生职业技术学院）
隆美华（珠海市卫生学校）
谢晓丽（惠州市智体康复中心）
谢碧娟（惠州卫生职业技术学院）
潘晓莉（佛山市南海区卫生职业技术学校）

前 言

随着健康素养的不断提升，大健康理念深入人心，康复医疗的目标人群不再局限于残疾人、慢病患者、老年人等，孕产康复也成为越来越受重视的康复亚专科。女性在整个孕产过程中存在身体形态、激素水平等各方面的变化，特别是产后的问题尤为严重，包括产后不同程度的盆底功能障碍、腹直肌分离、内脏器官下垂、骨盆环或脊柱疼痛，哺育婴幼儿的缺乳或乳腺管堵塞状况，照顾婴幼儿时不当姿势造成的“妈妈手”“虎背熊腰”“骨盆前倾”，以及产后抑郁等。对于产妇来说，最重要的事情就是产后康复得当，不再默默承受生育的痛苦，正视生育带来的变化，让产妇提前预防，从根源上加强康复训练，减轻家庭经济负担。

党的二十大报告指出，要办好人民满意的教育，全面贯彻党的教育方针，落实“立德树人”的根本任务，培养“德智体美劳”全面发展的社会主义建设者和接班人。教材是教学的载体，高质量教材在传播知识和技能的同时，对于践行社会主义核心价值观，深化爱国主义、集体主义、社会主义教育，着力培养堪当民族复兴大任的时代新人发挥巨大作用。为适应职业教育的发展需要，解决与大健康市场紧密相关的康复行业——产后康复人才紧缺的问题，学校与医院、企业三方联动，开展产教研深度融合，以行业需求为导向，共同开发编写了此教材。本教材由3个项目构成，项目一是认识女性身体，包括女性子宫及其附属结构的解剖结构、女性盆底解剖结构；项目二是妊娠期女性的康复保健，包括妊娠期女性身体的生理变化、妊娠期的饮食与营养、运动与保健、妊娠期常见问题康复；项目三是产后女性的康复保健，包括产褥期宣教、产后黄褐斑、产后皮肤衰老、产后乳房肿胀、产后盆底功能障碍、产后腹直肌分离、耻骨联合分离症、产后腰痛、骨盆前倾、产后形体姿势异常、产后肥胖、产后便秘、桡骨茎突狭窄性腱鞘炎。每个任务中设案例导学，使学生可以问题为导向进行预习，激发学习兴趣。全书以通俗易懂、简单明了、图文并茂的方式介绍孕期及产后的相关体征和特殊问题；同时与医院、企业合作，紧密联系临床，把握行业现状及发展方向，反映当今社会孕产妇常遇到的问题，在实践教学中有针对性地进行教学，努力培养出更符合医院企业需求的复合型人才。

本教材编写过程中受到编者所在单位的大力支持，并参考了康复治疗技术及相关专业的多部教材和著作，在此对原作者一并表示衷心的感谢！受编者水平所限，书中难免出现疏漏和不足，恳请读者批评指正。

编 者

2023年2月

目　录

项目一　认识女性身体

PPT

学习目标

1. 重点掌握女性骨盆底肌肉的解剖分层、组成及功能。
2. 掌握女性内生殖器各部分的功能、位置和形态结构。
3. 熟悉会阴的广义和狭义概念及分区。
4. 学会运用相应的解剖结构知识，解释临床产后康复存在的问题。
5. 培养学生在产后康复工作实践中养成理论联系实际的思维能力。

案例导学

小李，女，39岁，二孩产后漏尿两月余。自诉咳嗽或打喷嚏后出现尿液不自主流出。医生检查后诊断为盆底功能障碍：压力性尿失禁。

请思考　该患者的问题可能与女性骨盆底哪些肌肉功能障碍有关？

任务一　女性子宫及其附属结构的解剖结构

女性内生殖器（图1–1–1）包括阴道、子宫及输卵管、卵巢，后二者合称子宫附件。

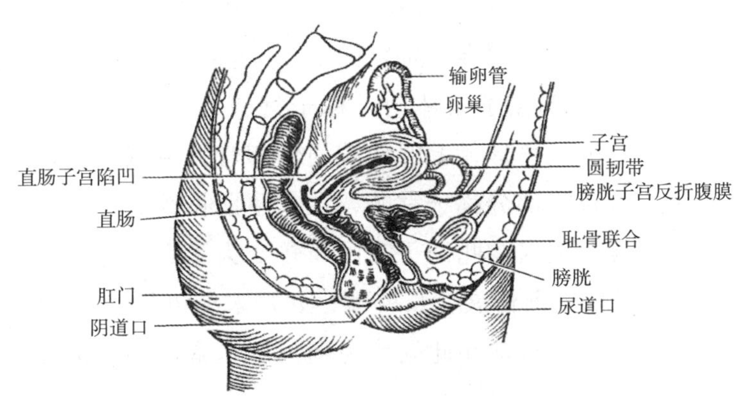

（a）矢状断面观

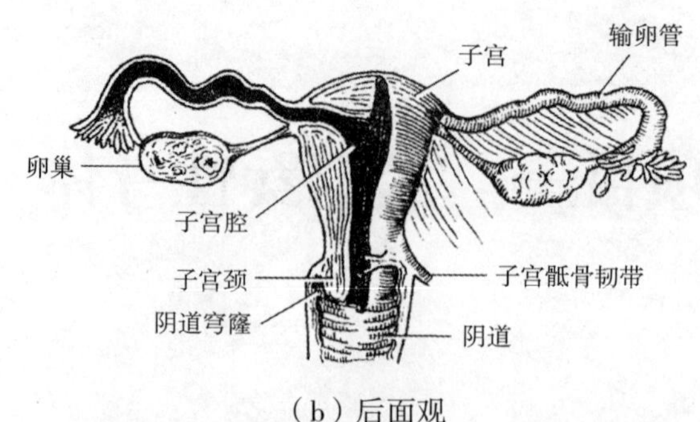

（b）后面观

图1-1-1　女性内生殖器（矢状面观）

一、子宫

子宫是孕育胚胎、胎儿和产生月经的肌性器官。

（一）位置

子宫位于小骨盆中央，前为膀胱，后为直肠，下端接阴道，两侧有输卵管和卵巢。未妊娠时，子宫底位于小骨盆入口平面以下，子宫颈下端位于坐骨棘水平面的稍上方。直立时，子宫体伏于膀胱上面。当膀胱空虚时，成人子宫的正常位置呈轻度前倾前屈位。维持子宫的正常位置主要依靠子宫韧带及骨盆底肌和筋膜的牵拉和支托，任何原因引起的盆底组织结构破坏或功能障碍均可形成不同程度的子宫脱垂。

（二）形态结构

成人未孕子宫呈前后略扁的倒置梨形，重50~70g，长7~8cm，宽4~5cm，厚2~3cm，容量约5ml，分为子宫底、体、颈三部分（图1-1-2）。子宫底为输卵管子宫口水平以上隆凸部分，宫底两侧称为子宫角。子宫颈位于子宫下部，呈狭窄的圆柱状，在成人长2.5~3cm，为肿瘤的好发部位。底与颈之间为子宫体，较宽，位于子宫上部。子宫体与子宫颈的比例因年龄和卵巢功能而异，青春期前为1∶2，生育期妇女为2∶1，绝经后为1∶1。

子宫内腔分两部分：上部在子宫体内，称子宫腔；下部在子宫颈内，称子宫颈管。子宫腔呈上宽下窄的倒三角形，上部两端通输卵管，尖端向下接子宫颈管。子宫体与子宫颈上段连接的最狭窄部分称子宫峡，在非孕期长约1cm；其上端因解剖上狭窄，称为解剖学内口；其下端因在此处子宫内膜转变为子宫颈黏膜，称为组织学内口（图1-1-2）。妊娠期子宫峡逐渐伸展变长变薄，妊娠末期可长达7~10cm，形成子宫下段，成为软产道的一部分。产科常在此处作为剖宫产术常用切口部位，可避免进入腹膜腔，减少感染的机会。

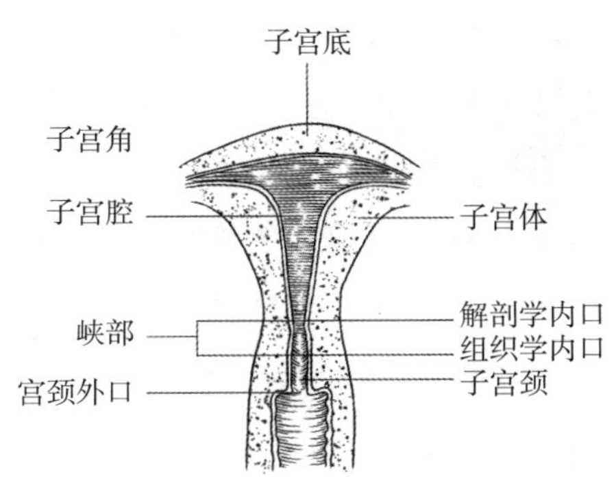

图1-1-2 女性内生殖器（冠状面观）

子宫颈内腔呈梭形，称为子宫颈管，成年妇女长2.5~3.0cm，其下口通向阴道，称为子宫口。子宫颈以阴道为界，分为上下两部，上部占子宫颈的2/3，两侧与子宫主韧带相连，称为子宫颈阴道上部；下部占子宫颈的1/3，伸入阴道内，称为子宫颈阴道部。未产妇的子宫口多呈圆形；已产妇受阴道分娩影响呈横裂状（图1-1-3）。

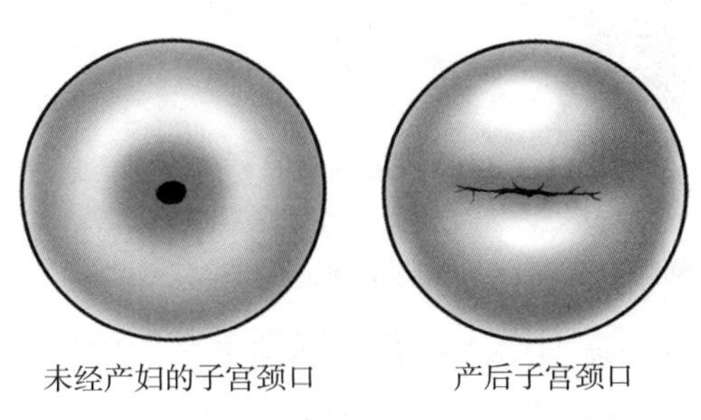

图1-1-3 子宫口

（三）组织结构

子宫体和子宫颈的组织结构不同。

1. 子宫体 宫体壁由3层组织构成，由内向外分别为子宫内膜层、肌层和浆膜层。

（1）子宫内膜层 衬于宫腔表面，分为致密层、海绵层和基底层。内膜表面2/3为致密层和海绵层，二者统称为功能层，青春期开始受卵巢性激素影响，发生周期性变化而增生、脱落。基底层为靠近子宫肌层的1/3内膜，不受卵巢性激素影响，无周期性变化。

（2）子宫肌层 较厚，非孕时厚约0.8cm；由平滑肌纤维、弹力纤维与胶原纤维组成。子宫肌层分为3层：①内层肌纤维环行排列，痉挛性收缩可形成子宫收缩环；②中层肌纤维交叉排列，在血管周围形成“8”字形围绕血管，收缩时可压缩血管，有效地抑制子宫出血；③外层肌纤维纵行排列，极薄，是子宫收缩的起始点。

（3）子宫浆膜层 为覆盖宫底部及其前后面的腹膜脏层。在子宫前面，近子宫峡部处的腹膜向前反折覆盖，形成膀胱子宫陷凹。在子宫后面，腹膜沿子宫壁向下，至子宫颈后方及阴道后穹窿再折向直肠，形成直肠子宫陷凹，也称道格拉斯陷凹。

2. 子宫颈　主要由结缔组织构成，含少量平滑肌纤维、血管及弹力纤维。子宫颈管黏膜为单层高柱状上皮，黏膜内有许多腺体，能分泌碱性黏液，形成黏液栓覆盖子宫颈管。黏液栓成分及性状受性激素影响，发生周期性变化。子宫颈阴道部由复层鳞状上皮覆盖，表面光滑。子宫颈外口柱状上皮与鳞状上皮交接处是子宫颈癌的好发部位。

（四）子宫韧带

子宫韧带共有4对（图1–1–4）。

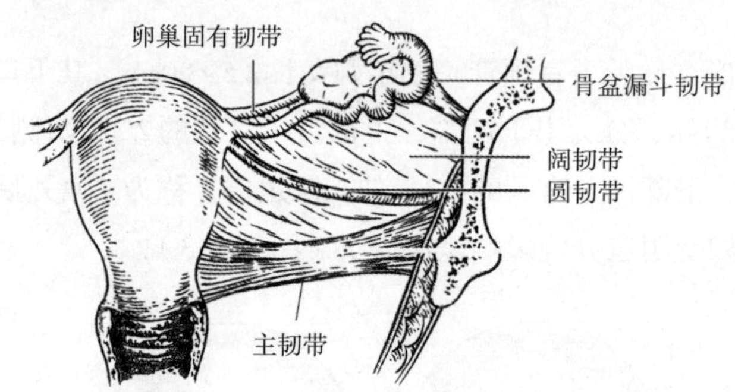

图1–1–4　子宫韧带及卵巢韧带

1. 阔韧带　位于子宫两侧，呈翼状的双层腹膜皱襞，由覆盖子宫前、后壁的腹膜自子宫侧缘向两侧延伸至盆侧壁和盆壁而成，能够限制子宫向两侧移动。阔韧带其上缘游离，内2/3部包裹输卵管（伞部无腹膜遮盖），外1/3部包绕卵巢动静脉，形成骨盆漏斗韧带，又称卵巢悬韧带。阔韧带分前、后两叶，前叶覆盖子宫圆韧带，后叶覆盖卵巢和卵巢固有韧带。前后叶间有丰富的血管、神经、淋巴管及大量疏松结缔组织。阔韧带根据附着部位的不同，分为上方的输卵管系膜、后方的卵巢系膜和下方的子宫系膜三部分。

2. 圆韧带　呈圆索状，由平滑肌和结缔组织构成，全长12~14cm。起于子宫角的前面、输卵管子宫口的稍下方，在阔韧带前叶的覆盖下向前外侧弯行，到达两侧骨盆侧壁后，经腹股沟管，止于阴阜和大阴唇前端。主要功能是维持子宫前倾位。

3. 主韧带　又称子宫颈横韧带，由坚韧的平滑肌和结缔组织构成。位于阔韧带的下部，自子宫颈两侧延伸至骨盆侧壁；是维持子宫颈正常位置、防止子宫脱垂的重要结构。

4. 宫骶韧带　呈扁索状，起自子宫体和子宫颈交界处后面的上外侧，向后弯行绕过直肠两侧，止于第2~3骶椎前面的筋膜。韧带外覆腹膜，内含平滑肌、结缔组织和支配膀胱的神经，广泛性子宫切除术时，可因切断韧带而损伤神经引起尿潴留。宫骶韧带短厚而有力，向后上牵引子宫颈，维持子宫前倾前屈位。

二、输卵管

输卵管为输送卵子及卵子与精子结合的通道。

（一）位置和形态结构

输卵管（图1-1-5）为一对细长而弯曲的肌性管道，左右各一，长10~14cm。位于子宫阔韧带上缘内，内侧与子宫角相连通，外侧与卵巢上端相连，游离端呈伞状。输卵管由内向外分为4部分。

1. 间质部 潜行于子宫壁内的部分，长约1cm，管腔最窄，经输卵管子宫口通子宫腔。

2. 峡部 在间质部外侧，长2~3cm，细而较直，壁厚，管腔较窄，血管分布少，输卵管结扎术常在此进行。

3. 壶腹部 在峡部外侧，长5~8cm，约占输卵管全长的2/3；壁薄，管腔宽大且弯曲，腔面有皱襞，血供丰富，卵子多在此受精。

4. 漏斗部 为输卵管末端的膨大部分。漏斗末端中央有输卵管腹腔口，卵巢排出的卵子由此进入输卵管。输卵管腹腔口边缘处有许多细长的指状突起，称输卵管伞，有“拾卵”作用。

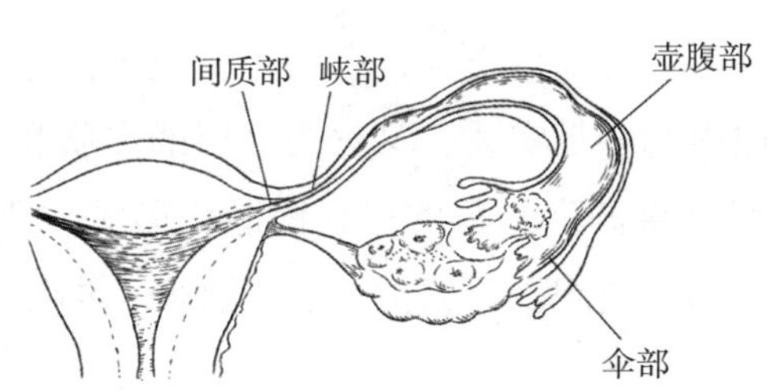

图1-1-5 输卵管及卵巢

（二）组织结构

输卵管壁由3层构成：外层为浆膜层，为腹膜的一部分；中层为平滑肌层，该层肌肉的收缩有协助拾卵、运送受精卵及一定程度地阻止经血逆流和宫腔内感染向腹腔内扩散的作用；内层为黏膜层，由单层高柱状上皮覆盖。上皮细胞分为纤毛细胞、无纤毛细胞、楔状细胞和未分化细胞4种。纤毛细胞的纤毛摆动，能协助运送受精卵；无纤毛细胞有分泌作用，又称分泌细胞；楔形细胞可能是无纤毛细胞的前身；未分化细胞又称游走细胞，是上皮的储备细胞。输卵管肌肉的收缩和黏膜上皮细胞的形态、分泌及纤毛摆动，均受性激素的影响而有周期性变化。

三、卵巢

卵巢是一对扁卵圆形的生殖腺，是产生与排出卵子，并分泌甾体激素的性器官。

（一）位置和形态结构

卵巢的形状、大小随年龄而有差异。青春期前卵巢较小，表面光滑；青春期开始排卵后，表面逐渐凹凸不平；生育期妇女卵巢，大小约4cm×3cm×2cm，重5~6g，灰白色；更年期女性的卵巢缩小至2cm×1.5cm×0.5cm左右；绝经后卵巢逐渐萎缩变小变硬，妇科检查时不易触到。

卵巢位于盆腔卵巢窝内（髂内、外动脉分叉处），分内、外侧面，前、后缘和上、下端。其上端与输卵管末端相接触，下端借卵巢固有韧带连于子宫，前缘借卵巢系膜连于阔韧带，前缘中部有卵巢门，神经、血管经此出入卵巢，后缘游离。卵巢的位置主要靠韧带来维持。卵巢由外侧的卵巢悬韧带（骨盆漏斗韧带）和内侧的卵巢固有韧带（图1-4）悬于盆壁与子宫之间，子宫阔韧带的后层覆盖卵巢和卵巢固有韧带，共同起到固定卵巢的作用。

（二）组织结构

卵巢表面无腹膜，由单层立方上皮覆盖，称为生发上皮。上皮的深面有一层致密纤维组织，称为卵巢白膜。再往内为卵巢实质，又分为外层的皮质和内层的髓质。皮质是卵巢的主体，由大小不等的各级发育卵泡、黄体和它们退化形成的残余结构及间质组织组成；髓质与卵巢门相连，由疏松结缔组织及丰富的血管、神经、淋巴管以及少量与卵巢韧带相延续的平滑肌纤维构成。

四、阴道

阴道是连接子宫和外生殖器的肌性管道，既是性交器官，也是经血排出及胎儿娩出的通道。

（一）位置和形态结构

阴道位于小骨盆下部中央，为一上宽下窄的管道，有前、后壁和两个侧壁，前后壁常处于相贴状态。前壁长7~9cm，与膀胱和尿道相邻；后壁长10~12cm，与直肠贴近。阴道上端环绕子宫颈形成环形凹陷，称为阴道穹窿（简称阴道穹，图1-1-6），分为前部、后部和左、右两个侧部；阴道穹后部最深，与后上方的直肠子宫陷凹紧密相邻，临床上可经此处穿刺或引流积液。阴道下端以阴道口开口于阴道前庭后部。

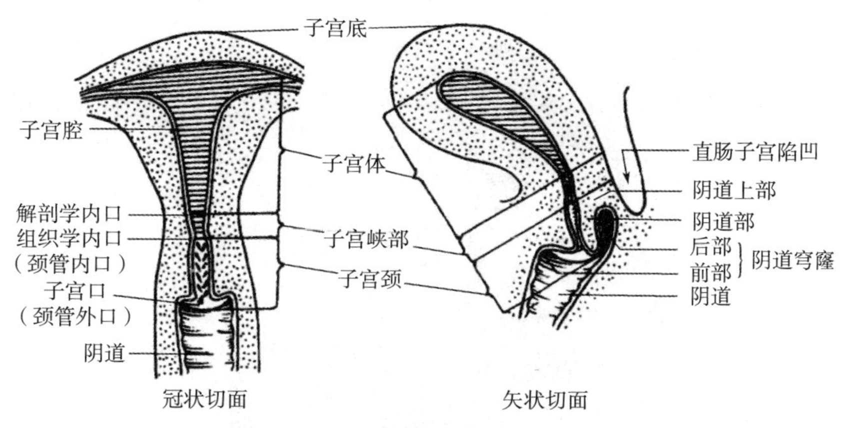

图1-1-6　阴道穹窿

（二）组织结构

阴道壁自内向外由黏膜、肌层和纤维组织膜构成，有许多横行皱襞，具有较大伸展性。黏膜层淡红色，由复层鳞状上皮覆盖，无腺体，阴道上端1/3处黏膜受性激素影响有周期性变化。肌层由环行的内层和纵行的外层两层平滑肌构成，纤维组织膜与肌层紧密粘贴。阴道壁富有静脉丛，局部损伤后易出血或形成血肿。

任务二　女性盆底解剖结构

骨盆底由多层肌肉（图1-2-1）和筋膜构成，封闭骨盆出口，像一张紧绷有力而又富有弹性的网承托并保持盆腔脏器（内生殖器、膀胱及直肠等）于正常位置。若骨盆底结构和功能出现异常，可导致盆腔脏器脱垂或引起功能障碍；分娩可以不同程度地损伤骨盆底组织或影响其功能。

骨盆底前方为耻骨联合和耻骨弓，后方为尾骨尖，两侧为耻骨下支、坐骨支和坐骨结节。两侧坐骨结节前缘的连线将骨盆底分为前后两个三角区：前三角区为尿生殖三角，向后下倾斜，有尿道和阴道通过；后三角区为肛门三角，向前下倾斜，有肛管通过。骨盆底由外向内分为3层。

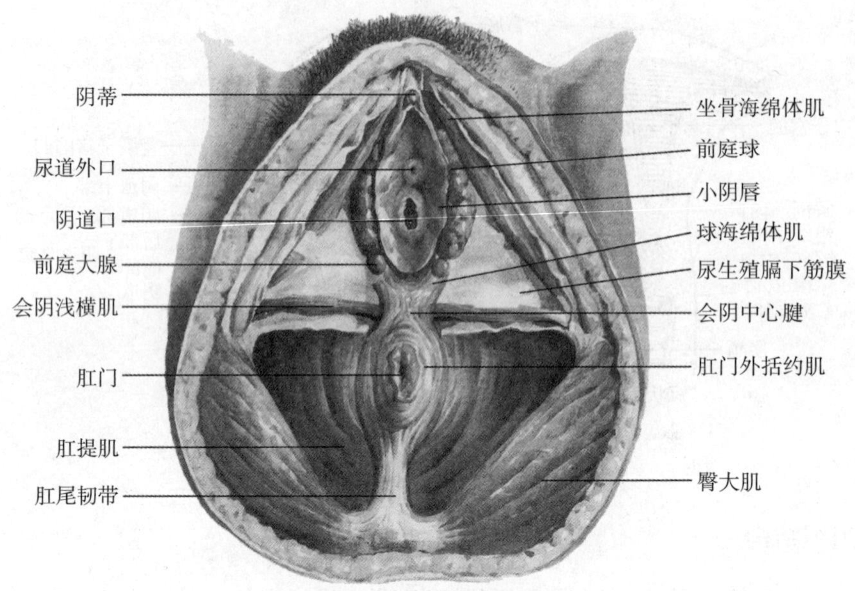

图1-2-1 女性盆底肌

（一）外层

外层位于外生殖器、会阴皮肤及皮下组织的下面，由会阴浅筋膜及其深面的3对肌肉及一括约肌组成。此层肌肉的肌腱汇合于阴道外口与肛门之间，形成中心腱。

1.球海绵体肌 覆盖前庭球和前庭大腺，向前经阴道两侧附于阴蒂海绵体根部，向后与肛门外括约肌交叉混合，与之共同组成一个“8”字形的肌肉环。此肌环绕着阴道口，收缩时能紧缩阴道，又称阴道括约肌。

2.坐骨海绵体肌 起自坐骨结节内侧，沿坐骨升支及耻骨降支前行，向上止于阴蒂海绵体（阴蒂脚），此肌能够影响会阴部位的张力。

3.会阴浅横肌 一对狭窄的小肌，起于两侧坐骨结节内侧，止于会阴中心腱，可影响盆底三角肌的张力。

4.肛门外括约肌 为围绕肛门的环形肌束，前端汇合于会阴中心腱。

会阴中心腱（图1-2-1）由部分肛提肌及其筋膜和会阴浅横肌、会阴深横肌、球海绵体肌及肛门外括约肌的肌腱共同交织而成，位于肛门前方的“8”字形肌肉环的中心，是盆底结构的中心，也是盆底力量的汇聚点，耐受力很强，有加强盆底的作用。女性的会阴中心腱较大，有韧性和弹性，对阴道后壁有支持作用，分娩时要注意保护。

（二）中层

中层为尿生殖膈（图1-2-2），由上、下两层坚韧的筋膜及其间的一对会阴深横肌及尿道括约肌共同组成，覆盖于由耻骨弓、两侧坐骨结节形成的骨盆出口前部三角形平面上，又称尿生殖三角，其中有尿道和阴道穿过。

1.会阴深横肌　自坐骨结节的内侧面伸展至中心腱处，能收缩稳定会阴中心腱。

2.尿道括约肌　在女性，此肌环绕尿道和阴道，能控制排尿，并可缩紧尿道和阴道。

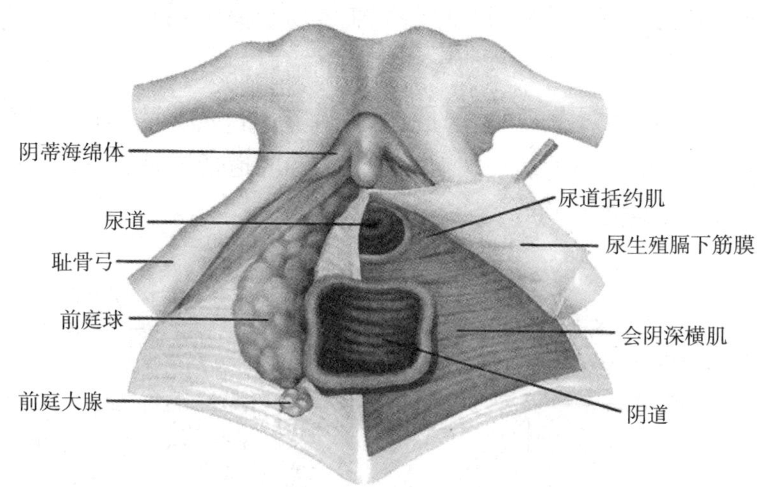

图1-2-2　尿生殖膈

（三）内层

内层为盆膈，是骨盆底最坚韧的一层，由盆膈上、下筋膜（图1-2-3）及其间的肛提肌和尾骨肌共同构成，自前向后依次有尿道、阴道和直肠穿过。

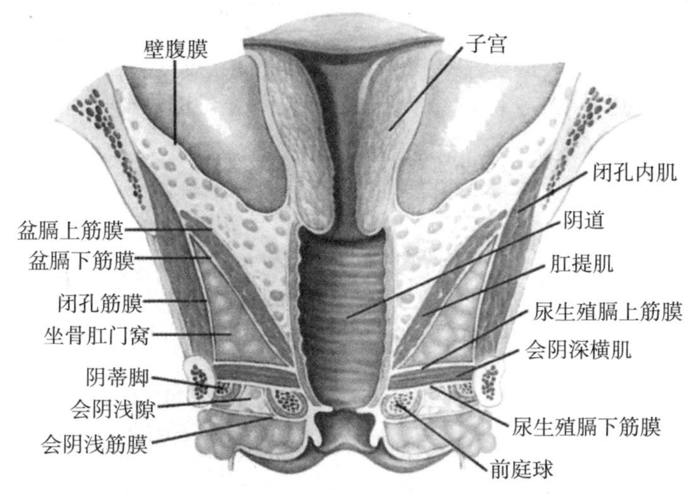

图1-2-3　盆腔冠状切面模式图

1.肛提肌　肛提肌（图1-2-4）是位于骨盆底的成对四边形扁阔肌，起自耻骨后面与坐骨棘之间的肛提肌腱弓，止于会阴中心腱、直肠壁、尾骨和肛尾韧带，向下、向内合成漏斗状，构成了骨盆底的大部分。每侧肛提肌自内向外由3部分组成：①耻骨直肠肌（图

1-2-5），起于耻骨上端，止于直肠末端和肛门周围，形成“U”形环套，参与排便和支撑盆腔脏器；此肌力量薄弱时，是引起内脏脱垂或尿失禁的主要原因。②耻尾肌，为肛提肌的主要部分，肌纤维起自耻骨降支内侧，绕过阴道、直肠，向后止于尾骨，其中有小部分肌纤维止于阴道及直肠周围，分娩过程中耻尾肌容易受损伤而可致产后出现膀胱、直肠膨出；③髂尾肌，起自腱弓（即闭孔内肌表浅筋膜的增厚部分）后部，向中后方走行，与耻尾肌汇合，绕肛门两侧，止于尾骨。在骨盆底肌肉中，肛提肌起最主要的支持作用；又因部分肌纤维在阴道和直肠周围交织，故有加强肛门和阴道括约肌的作用。这些肌肉力量薄弱是子宫脱垂的最主要原因。

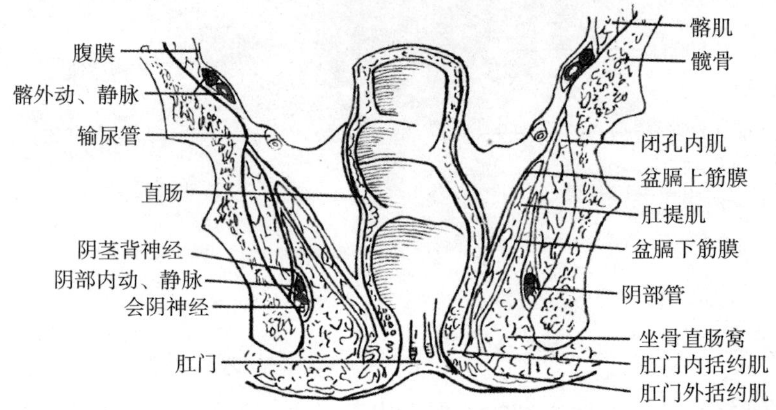

图1-2-4　肛提肌组成及尾骨肌

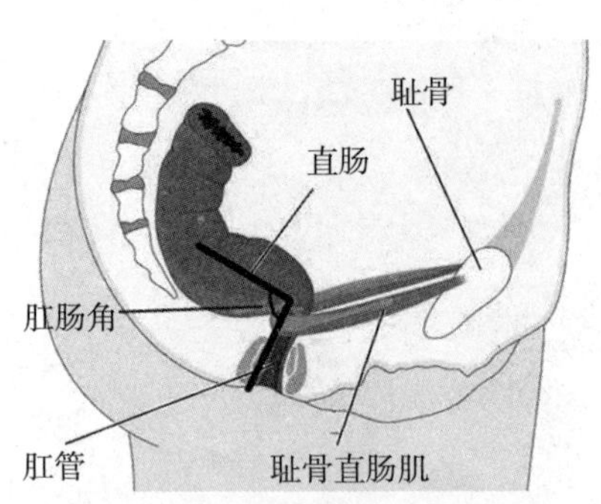

图1-2-5　耻骨直肠肌

2.尾骨肌　又称坐尾肌、坐骨尾骨肌（图1-2-4），起自两侧坐骨棘，止于骶骨与尾骨两侧。肛提肌和尾骨肌封闭骨盆下口的大部分，有承托盆腔脏器及固定骶尾骨的作用。

骨盆腔从垂直方向可分为前、中、后3部分，当骨盆底组织支持作用减弱时，容易发生相应部位器官松弛、脱垂或功能缺陷。在前骨盆腔，可发生膀胱和阴道前壁膨出；在中骨盆腔，可发生子宫和阴道穹窿脱垂；在后骨盆腔，可发生直肠和阴道后壁膨出。

3.会阴　有广义与狭义之分。广义的会阴（图1-2-6）是指盆膈以下封闭骨盆出口的所有软组织，呈菱形，前起自耻骨联合下缘及耻骨弓状韧带，后至尾骨尖，两侧为耻骨下支、坐骨支、坐骨结节和骶结节韧带。狭义的会阴即临床常称的会阴，指阴道口和肛门之间的楔形软组织，厚3~4cm，由表及里为皮肤、皮下脂肪、筋膜、部分肛提肌和会阴中心腱。会阴伸展性大，妊娠后期会阴组织变软，有利于分娩。产科分娩时行会阴侧切术，避免会阴撕裂。

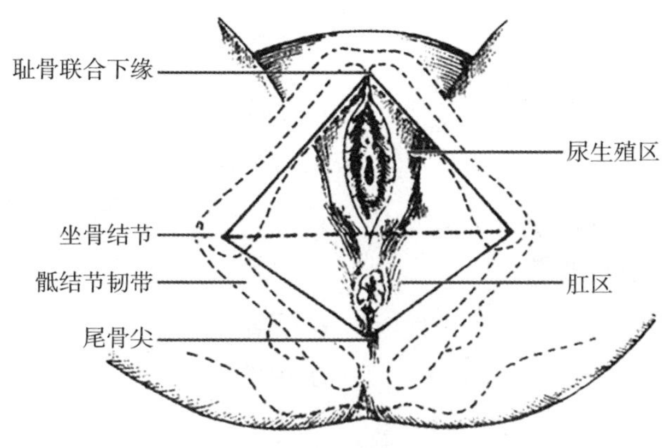

图1-2-6　广义的会阴及分区

女性内生殖器包括阴道、子宫及输卵管、卵巢。子宫是孕育胎儿和产生月经的器官，位于盆腔中央，正常位置呈前倾前屈位，主要依靠4对子宫韧带（圆韧带、阔韧带、主韧带、宫骶韧带）及骨盆底肌和筋膜的牵拉和支托，任何原因引起的盆底组织结构破坏或功能障碍均可形成子宫脱垂。输卵管是精卵结合的场所及运送受精卵的通道。卵巢是产生卵子及性激素的性腺，由外侧的卵巢悬韧带（骨盆漏斗韧带）和内侧的卵巢固有韧带悬于盆壁与子宫之间。阴道是性交器官，也是经血排出及胎儿娩出的管道。骨盆底主要由三层肌肉和筋膜构成，外层含会阴浅筋膜、3对肌肉（球海绵体肌、坐骨海绵体肌、会阴浅横肌）及肛门外括约肌；中层即尿生殖膈，其间有会阴深横肌及尿道括约肌；内层即盆膈，由肛提肌、尾骨肌及筋膜组成。骨盆底的功能是维持盆腔脏器的正常位置，而分娩可以损失盆底结构。

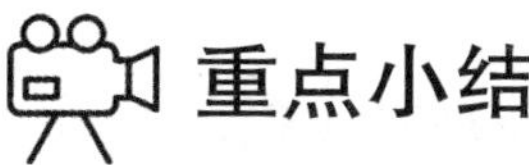

重点小结

重点小结

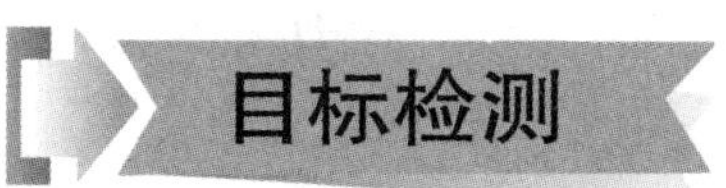

目标检测

答案解析

1. 下列对子宫位置的描述，错误的是（　）

A. 位于骨盆中央　　B. 位于直肠与膀胱之间

C. 向下接阴道　　D. 子宫底位于骨盆入口的平面以上

E. 正常呈前倾前屈位

2. 维持子宫颈位置，防止子宫脱垂的主要结构是（　）

A. 子宫阔韧带　　B. 子宫圆韧带

C. 子宫主韧带　　D. 宫骶韧带

E. 卵巢固有韧带

3. 维持子宫前倾的结构是（　）

A. 子宫阔韧带　　B. 子宫圆韧带

C. 子宫主韧带　　D. 盆底肌

E. 卵巢悬韧带

4. 产生卵子和女性激素的是（　）

A. 卵巢　　B. 子宫

C. 输卵管　　D. 阴道

E. 子宫颈

5. 下列关于阴道的描述，错误的是（　）

A. 属女性外生殖器　　B. 为肌性管道

C. 有上、下、前、后4壁　　D. 前壁邻膀胱和输尿管

E. 下端为阴道前庭

6. 下列何者不汇聚于会阴中心腱（　）

A. 阴道括约肌　　B. 肛门外括约肌

C. 会阴浅横肌　　D. 会阴深横肌

E. 尾骨肌

7. 下列关于肛提肌的叙述，正确的是（　）

A. 由尾骨肌、耻尾肌、髂尾肌组成　　B. 组成尿生殖膈

C. 组成盆膈的一部分　　D. 无肌纤维止于会阴中心腱

E. 又称盆底，封闭骨盆出口

8. 子宫能维持其生理位置，与下列哪个无关（　）

A. 肛提肌　　B. 会阴中心腱

C. 子宫诸韧带　　D. 尿生殖膈

E. 闭孔内肌

项目二　妊娠期女性的康复保健

PPT

学习目标

1. 掌握妊娠期女性的饮食与营养；妊娠期女性的运动和保健。
2. 了解妊娠期女性身体的生理变化。
3. 培养学生在处理妊娠期常见问题中养成良好的康复思维。

案例导学

小张，女，25岁，已婚，平素体健，月经规律，现停经7周，2天前出现恶心呕吐，晨起尤甚，并有食欲不振，厌食油腻。入院就诊检查：子宫变软增大，阴道黏膜及子宫颈充血，呈蓝紫色。尿妊娠试验阳性。

思考　1. 该孕妇的可能诊断是什么？

2. 针对小张的临床表现，膳食上应做如何调理？

任务一　妊娠期女性身体的生理变化

妊娠期指受孕至分娩前的生理时期，自成熟卵受精（受孕之日）至胎儿娩出，一般为266天左右。为了便于计算，妊娠通常是从末次月经第一天算起，足月妊娠约为280天（40周）。女性在妊娠以后，身体为适应胎儿的生长发育，会有一系列适应性的生理变化。

一、生殖系统

子宫变化最为明显，由妊娠前50g增至1000~1200g；羊水容量增加近1000倍，达5000ml。盆腔左后方有乙状结肠的占据和蠕动，子宫会有不同程度右旋，子宫周围的韧带也会随子宫增大而增粗、变长。

二、心血管系统

心脏位置因为增大的子宫上推横膈而上移，血容量逐渐增加，至妊娠32~34周达高峰，比妊娠前增加30%，心脏负担加重，导致心率加快。其中血浆增加40%，红细胞增加20%，血液相对稀释，易形成生理性贫血。

三、呼吸系统

母体对氧的需求和二氧化碳的排泄量增加，使肺的负担加重，妊娠后期增大的子宫也使膈肌活动受限，所以妊娠期女性的呼吸比较急促。

四、泌尿系统

妊娠后，肾脏的负担增加，妊娠早期和晚期，子宫压迫膀胱会出现尿频。由于孕激素增加，使输尿管平滑肌张力降低。妊娠中期以后，由于子宫对输尿管的压迫，可见肾盂和输尿管有生理性扩张，蠕动减弱，尿流缓慢，易发生感染，特别是子宫生理性右旋，右侧输尿管受压，易发生肾盂肾炎。

五、消化系统

妊娠早期易出现恶心、呕吐、食欲不振，多于妊娠12周以后好转。妊娠晚期由于增大的子宫压迫，肠蠕动减慢，胃肠平滑肌张力减低，常会有肠胀气和便秘。胃内容物逆流至食管，会引起胃烧灼感。

妊娠早期，由于生理上的原因，妊娠女性会产生易烦躁、易激动、易疲劳、体力不支、慵懒、嗜睡等一系列变化，妊娠反应会影响到食物的摄入，身体素质明显下降。

任务二　妊娠期的饮食与营养

妊娠是一个复杂的生理过程，妊娠期妇女的生理状态会发生一系列的改变，以满足妊娠期母体和胎儿生长发育的需要，并为产后泌乳进行营养储备。妊娠期营养状况的优劣对胎儿的生长发育，以及成年后的健康产生至关重要的影响。妊娠期妇女对各种营养素的需要量均有所增加，尤其是蛋白质、必需脂肪酸以及钙、铁、叶酸、维生素A等多种微量营养素。合理膳食和均衡营养是成功妊娠所必需的物质基础，孕妇应平衡膳食，食物力求种类丰富、营养齐全。

按妊娠的生理过程及营养需求特点，将孕妇膳食指南分为妊娠前期（孕前3~6个月）、妊娠早期（孕1~12周）、妊娠中期（孕13~27周）和妊娠末期（孕28周至分娩）四部分。

一、妊娠前期妇女营养膳食指南

（一）多摄入富含叶酸的食物或补充叶酸

妊娠前4周是胎儿神经管分化和形成的重要时期，这一时期叶酸缺乏可增加胎儿发生神经管畸形及早产的风险。因此，育龄妇女至少应在妊娠前三个月开始至妊娠第三个月末，每日服用400~600μg叶酸，最好持续整个妊娠期。同时可以适当增加富含叶酸的动物肝脏、深绿色蔬菜及豆类食物的摄入量。

（二）常吃含铁丰富的食物

孕前缺铁易导致早产、妊娠期母体体重增长不足以及新生儿低出生体重，故孕前女性应储备足够的铁为妊娠期利用。缺铁或贫血的育龄妇女可适量摄入铁强化食物或在医生指导下补充小剂量的铁剂（每日10~20mg）。同时注意多摄入含维生素C的蔬菜水果，以促进铁的吸收和利用。

（三）摄入加碘食盐，适当增加海产品的摄入

妇女围妊娠期和孕早期缺碘均可导致新生儿发生克汀病。孕妇除摄入碘盐外，每周可摄入1~2次含碘丰富的海产品，如海带、紫菜、鱼、虾、贝类等。

（四）戒烟禁酒

夫妻一方或双方经常吸烟或饮酒，不仅影响精子或卵子的发育，造成精子或卵子的畸形，而且影响受精卵在子宫的顺利着床和胚胎发育，导致流产。酒精可以通过胎盘进入胎儿血液，造成胎儿宫内发育不良、中枢神经系统发育异常、智力低下等。因此，夫妻双方在计划妊娠前3~6个月都要停止吸烟喝酒；女性要远离吸烟环境，减少被动吸烟的伤害。

二、妊娠早期妇女营养膳食指南

妊娠早期胎儿生长发育速度相对缓慢，但是妊娠反应使孕妇消化功能发生改变，多数妇女妊娠早期可出现恶心、呕吐、食欲下降等症状。因此，妊娠早期的膳食应富含营养、少油腻、易消化及适口。妊娠前4周是胎儿神经管分化形成的重要时期，重视预防胎儿神经管畸形也极为重要。

（一）膳食清淡、适口

清淡、适口的膳食能增进食欲，易于消化，并有利于降低早期的妊娠反应，使孕妇尽可能多地摄取食物，满足其对营养的需要。清淡、适口的食物包括各种新鲜蔬菜和水果、大豆制品、鱼、禽、蛋以及各种谷类制品，可根据孕妇当时的喜好适宜地进行安排。

（二）少食多餐

妊娠早期妊娠反应较重的孕妇，进食的餐次、数量、种类及时间应根据孕妇的食欲和反应的轻重及时间进行调整，采取少食多餐的办法，保证进食量。为降低妊娠反应，可口服少量B族维生素，以缓解症状。随着孕吐症状的减轻，应逐步过渡到平衡膳食。

（三）摄入足量碳水化合物

妊娠早期应尽量多摄入富含碳水化合物的谷类或水果，保证每天至少摄入150g碳水化合物（约合谷类200g）。因妊娠反应严重而完全不能进食的孕妇，应及时就医，以避免因脂肪分解产生酮体，从而对胎儿早期脑发育造成不良影响。

（四）多摄入富含叶酸的食物并补充叶酸

妊娠早期叶酸缺乏可增加胎儿发生神经管畸形及早产的危险。妇女应从计划妊娠开始尽可能早地多摄取富含叶酸的动物肝脏、深绿色蔬菜及豆类。叶酸补充剂比食物中的叶酸能更好地被机体吸收利用，因此受孕后每日应继续补充叶酸400μg，直至整个妊娠期。叶酸除有助于预防胎儿神经管畸形外，也有利于降低妊娠高脂血症发生的危险。

（五）戒烟、禁酒

孕妇吸烟或经常被动吸烟，烟草中的尼古丁和烟雾中的氰化物、一氧化碳可能导致胎儿缺氧、营养不良、发育迟缓等。孕妇饮酒，酒精可以通过胎盘进入胎儿血液，造成胎儿宫内发育不良、中枢神经系统发育异常、智力低下等，称为酒精中毒综合征。为了生育一个健康的婴儿，孕妇应继续戒烟、禁酒，并远离吸烟环境。

三、妊娠中、晚期妇女营养膳食指南

从妊娠中期开始，胎儿进入快速生长发育期，直至分娩。此时母体的子宫、乳腺等器官也逐渐发育，并且母体还需要为产后泌乳储备能量及营养素。因此，妊娠中、晚期均需要相应增加食物量，以满足孕妇显著增加的营养素需要。

（一）适当增加鱼、禽、蛋、瘦肉、海产品的摄入量

鱼、禽、蛋、瘦肉是优质蛋白质的良好来源，其中鱼类除了提供优质蛋白质外，还可

提供n–3多不饱和脂肪酸（如二十二碳六烯酸），这对妊娠20周后胎儿脑和视网膜的发育极为重要。蛋类尤其是蛋黄，是卵磷脂、维生素A和维生素B_2的良好来源。孕妇从妊娠中、晚期每日增加50~100g的鱼、禽、蛋、瘦肉的摄入量，鱼类作为动物性食物的首选，每周最好能摄入2~3次；每天还应摄入1个鸡蛋。除食用加碘盐外，每周至少进食一次海产品，以满足妊娠期碘的需要。

（二）适当增加奶类的摄入量

奶或奶制品富含蛋白质，对妊娠期蛋白质的补充具有重要意义，同时也是钙的良好来源。由于中国传统膳食不含或少有奶制品，每日膳食钙的摄入量仅400mg左右，远低于有关建议的钙适宜摄入量。从妊娠中期开始，每日至少摄入250ml的牛奶或相当量的奶制品及补充300mg的钙，或饮400~500ml的低脂牛奶，以满足钙的需要。

（三）常吃含铁丰富的食物

从妊娠中期开始，血容量和血红蛋白增加，孕妇成为缺铁性贫血的高危人群。此外，基于胎儿铁储备的需要，宜从妊娠中期开始增加铁的摄入量，建议常摄入含铁丰富的食物，如动物血、肝脏、瘦肉等，必要时可在医生指导下补充小剂量的铁剂。同时注意多摄入富含维生素C的蔬菜，以促进铁的吸收和利用。

（四）适量身体活动，维持体重的适宜增长

由于妊娠期对多种微量营养素需要的增加大于能量需要的增加，通过增加食物摄入量以满足微量营养素的需要极有可能引起体重过多增长，并会增加发生妊娠糖尿病和出生巨大儿的风险。因此，孕妇应适时监测自身的体重，并根据体重增长的速率适当调节食物摄入量。也应根据自身的体能每天进行不少于30分钟的低强度身体活动，最好是1~2小时的户外活动，如散步、做体操等。因为适宜的身体活动有利于维持体重的适宜增长和自然分娩，户外活动还有助于改善维生素D的营养状况，以促进胎儿骨骼的发育和母体自身的骨骼健康。

（五）禁烟戒酒，少吃刺激性食物

烟草、乙醇对胚胎发育的各个阶段都有明显的毒性作用，如容易引起早产、流产、胎儿畸形等。有吸烟、饮酒习惯的妇女，妊娠期必须禁烟戒酒，并要远离吸烟环境。浓茶、咖啡应尽量避免，刺激性食物亦应尽量少吃。

任务三 运动与保健

运动时大脑分泌的多巴胺是一种能让人感到快乐的化学物质，孕妇多做一些运动不仅能使人心情愉悦，利于胎盘供血，还有利于肌肉关节的弹性和韧性，减轻腰背疼痛等问题，同时对顺产也很有帮助。在妊娠前就要坚持运动，妊娠前要达到标准体重，身体健康再妊娠。

一、妊娠早期

不能做剧烈运动，不能进行性生活，以免造成流产。

二、妊娠中期

身体各方面指标相对稳定，此时期运动最佳。妊娠第4个月起，孕妇可以进行散步、练习瑜伽、做孕妇体操、游泳、慢跑、爬山、骑车、打太极拳或者跳舞等有氧运动，但是不能进行激烈运动。运动强度以孕妇不感觉疲劳为宜，身体微微发热为佳，每天坚持散步1~2小时，每周3~5次即可，注意不能走得太快，以免身体振动太大，造成神经、肌肉的拉伤。

三、妊娠晚期

孕妇的血容量、心脏负担和胎儿的体重日益增加，应适当减轻工作量，避免过重的体力劳动、长期站立、震动、高度紧张的工作。休息时应取左侧卧位，可减轻增大的子宫对下腔静脉与脊柱前方血管的压迫，增加子宫胎盘血流量。特别是妊娠晚期，运动的强度和幅度都受到限制。可以多做局部运动，运动手腕、脚踝等。孕妇在此阶段可能会出现下肢水肿，行动不便，此时孕妇重点可以运动双腿，促进下肢血液循环和淋巴回流，锻炼腿部肌肉，减轻不适。

踝泵运动（图2–3–1）：孕妇坐在椅子上，大腿与地面平行，双下肢自然下垂，双脚平放在地面上。深呼吸，脚尖尽量向前翘，缓慢呼吸后再恢复原状。小腿及脚尖慢慢进行上下活动，做环状转动，每次3~5分钟。最后盘好双腿坐在床上，背部挺直，正视前方，双手放于膝盖，双手向下按压，每一个呼吸循环按压一次，使膝盖接近床面，反复进行，每天坚持不仅能预防下肢水肿，还能预防下肢血栓。有自然流产、早产史或心衰等合并症的孕妇应以休息为主。

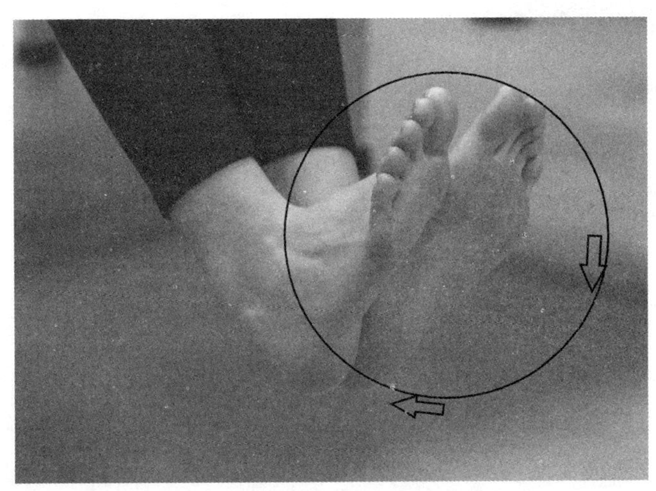

图2-3-1　踝泵运动

任务四　妊娠期常见问题康复

一、妊娠期常见生理症状及康复

女性妊娠之后，身体会发生一系列变化，包括消化道症状、尿频及漏尿、下肢及外阴静脉曲张、下肢肌肉痉挛、下肢水肿、便秘、痔疮、腰背痛、贫血、妊娠斑及妊娠纹、仰卧位低血压、假丝酵母菌性阴道炎等。

（一）消化道症状

妊娠早期恶心、呕吐，厌食油腻及胃脘灼热等症状。呕吐症状严重，属于妊娠剧吐，是一种病理现象。针对于此情况，孕妇应少食多餐，忌食油腻食物。少吃豆类、谷类或油炸食品，睡前可饮热牛奶。给予维生素B_6 10~20mg，口服，每日三次。消化不良者口服维生素B_1 10mg、干酵母3片及胃蛋白酶0.3g，避免饭后弯腰和平躺，可服用抑酸剂或氢氧化铝。

（二）尿频、漏尿

孕妇由于盆腔充血、子宫压迫膀胱、盆底肌肉松弛等原因，易导致尿频或漏尿。应对方法包括晚餐后孕妇应尽量少摄入液体，以减少夜间排尿。不能憋尿，有尿意要及时排尿，同时要勤洗澡、勤换内裤，以免尿路感染。可以适当进行盆底肌控制训练，学会收缩和放松盆底肌肉。

（三）下肢及外阴静脉曲张

外阴静脉曲张因静脉压力增高所致，随妊娠次数增多逐渐加重。为减轻临床症状，孕妇应尽量避免长时间站立，下肢穿戴弹性袜，晚间睡眠时应适当垫高下肢。分娩时应防止外阴部曲张的静脉破裂。

（四）下肢肌肉痉挛

下肢肌肉痉挛多发生在小腿腓肠肌，是孕妇缺钙的一种表现，常在夜间发生。此时孕妇要及时补钙，孕妇中、晚期的补钙量是1200~1500g/d。同时应多到户外晒太阳，并适当进行运动。也可适当进行小腿三头肌牵伸（图2-4-1），动作要点：平躺在床上，双下肢伸直，脚背向上勾，勾至最大限度，并保持15秒。

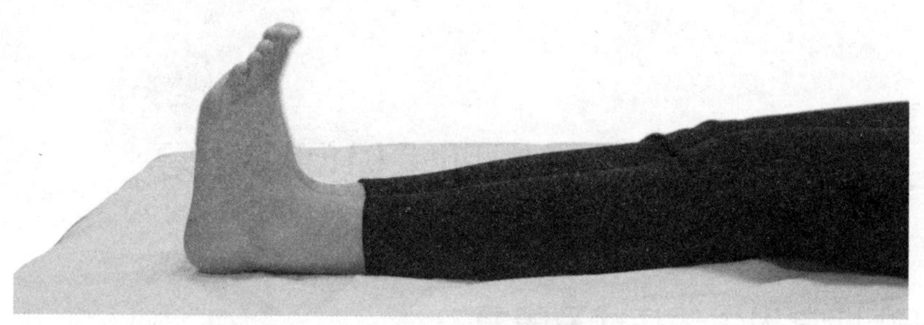

图2-4-1　小腿三头肌牵伸

（五）下肢水肿

孕妇于妊娠后期常有踝部、小腿部轻度水肿，休息后消退，属于正常现象。如合并高血压、蛋白尿等，可能有妊娠合并妊娠高血压疾病或并发肾脏疾病，应及时就医。孕妇应低盐饮食，睡眠时取左侧卧位，下肢垫高15°能使下肢血液回流改善，减轻水肿。

（六）便秘

孕妇肠蠕动及肠张力减弱，排空时间延长，水分被肠壁吸收，增大的子宫及胎先露对肠道下段压迫，常导致孕妇便秘。针对此情况，孕妇清晨可饮白开水，多吃易消化、富含纤维素的新鲜蔬菜和水果；适当运动，按时排便。便秘严重者，可用缓泻剂或开塞露、甘油栓，禁用峻泻剂，也不应灌肠，以免引起流产或早产；还可以口服车前番泻颗粒5g/d。

（七）痔疮

由于增大的子宫或便秘使痔静脉回流受阻，引起直肠静脉压升高所致。痔静脉曲张可在妊娠期间首次出现，也可以使已有的痔疮复发和加重。调理上应多吃蔬菜，少吃辛辣食物，局部用温水浸泡，或口服缓泻剂车前番泻颗粒缓解疼痛和肿胀感。

（八）腰背痛

妊娠期间关节韧带松弛，增大妊娠子宫向前突，使孕妇的躯体重心后移，腰椎向前突，背肌处于持续紧张状态，孕妇常出现轻微腰背痛。可让孕妇腰背部垫枕头，必要时卧床休息，局部热敷。也可以做舒缓背肌的前弯动作，或用腹托带将腹部上提，维持身体平衡。

（九）妊娠斑及妊娠纹

妊娠斑是由于孕妇内分泌的改变，面部出现特有的色素斑，形状各异，大多于产后自然消退。妊娠纹是由于妊娠子宫增大及体重增加，腹部或大腿部的皮肤出现的白色或红粉色波浪状花纹。孕产妇可选用一些皮肤外用油性物品，如精油或橄榄油，对改善色素沉着、淡化妊娠纹有一定的效果。

（十）贫血

孕妇于妊娠晚期对铁的需求量增多，单靠饮食补充明显不足。贫血会使孕妇机体的免疫功能下降、反复感染，胎儿宫内发育迟缓，并可增加母亲的死亡率、早产和低体重儿的发生率。如出现贫血，应查明原因，其中以缺铁性贫血最常见，其次是叶酸、维生素B_{12}缺乏，还有少见的地中海贫血。

（十一）仰卧位低血压

妊娠晚期，孕妇若较长时间取仰卧位姿势，由于增大妊娠子宫压迫下腔静脉，使回心血量及心排出量突然减少，出现低血压，此时孕妇改为左侧卧位血压即可迅速恢复正常。孕妇在睡眠中应经常变换体位，避免长时间仰卧位。

（十二）假丝酵母菌性阴道炎

25%的孕妇可能会出现此病，多数孕妇无症状，少数孕妇有阴道分泌物增多、外阴瘙痒伴疼痛和红肿，可给予孕妇阴道内放置克霉唑栓剂进行治疗。

二、妊娠期的异常症状及康复

（一）阴道出血

妊娠早期阴道出血见于异位妊娠或先兆流产等，此时可用超声排除宫外孕和了解胚胎发育情况。此时孕妇应卧床休息，黄体功能不足者给予黄体酮治疗，同时应重视心理治疗，安定情绪，增强信心，B超随访。胚胎停止发育或难免流产者应及时清宫。

妊娠中、晚期阴道出血伴腹痛，见于胎盘早剥、先兆流产，可行B超检查，住院保胎治疗，必要时终止妊娠。

妊娠中、晚期阴道出血不伴腹痛，见于胎盘前置或宫颈病变等，此时行B超了解胎盘位置及状态，或行阴道镜检查。出血量少、腹痛轻者宜卧床休息，口服宫缩抑制剂；出血量多者应住院保胎治疗。

（二）腹痛

孕妇出现轻微的腹痛，未伴有其他不适症状，可能是妊娠后子宫不断增大，压迫盆腔周围的组织而导致的，是妊娠期的一种正常现象。

孕妇在妊娠早期以及中期出现腹痛症状比较严重，可能是先兆流产引起的，需行B超检查，必要时采取保胎治疗。如果妊娠晚期出现腹痛，可能是临产的一种正常表现。

除此之外，腹部炎症性疼痛或结石都可以引起腹痛，根据其临床表现和辅助检查可以排除。

（三）瘙痒

皮肤瘙痒大都发生在局部，如随着妊娠子宫的增大，多数孕妇腹壁皮肤出现紫色或淡红色的妊娠纹且有瘙痒感。有的瘙痒是过敏引起的，如服用某些药物或接触过敏性物质，以及气候变化等，大多发生在暴露的皮肤上，局部或全身出现红疹，只要脱离过敏源，局部使用抗过敏药，瘙痒即可缓解或消失。

特殊皮肤瘙痒见于胆汁淤积症，可能与雌激素水平增高、肝脏中酶的异常引起胆红素代谢异常、免疫功能的改变、遗传及环境有关。孕妇常见瘙痒难忍，多以腹部及下肢为重，夜间尤甚，孕妇往往因不能克制剧烈的瘙痒而留下痒痕，也有些孕妇表现为食欲下降、恶心、厌食油腻，常伴有轻微腹泻，还有的表现为黄疸，约1/4的孕妇会出现。此时应及时到医院空腹抽血，检查肝功能和胆汁酸。

妊娠期外阴瘙痒多由阴道分泌物增多、局部潮湿刺激所致，但也可因为不注意外阴卫生，继发霉菌性或滴虫性阴道炎引起的。少数妊娠合并糖尿病，患者局部尿糖刺激也可引起外阴瘙痒感。应行阴道炎对症治疗，妊娠合并糖尿病者应及时治疗。

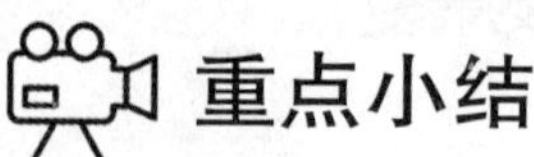

重点小结

答案解析

1.妊娠女性最早和最重要的症状是（　）

A.食欲变化　　　　B.停经

C.乳房变化

D.疲乏无力

E.嗜睡

2.关于妊娠母体乳房的变化，正确的是（　）

A.妊娠晚期开始乳汁分泌

B.大量雌激素刺激乳腺腺泡发育

C.大量孕激素刺激腺管发育

D.初乳为白色浓稠液体

E.乳头增大变黑，乳晕颜色加深

3.妊娠期应每日进行适量的运动，但是每次运动的时间应控制在多长时间以内（　）

A. 20分钟

B. 30分钟

C. 40分钟

D. 50分钟

E. 60分钟

4.妊娠期运动原则不包括（　）

A.运动宜慢、持续、注意安全

B.心率保持在130次/分，持续时间20~30分钟

C.应避免发生低血糖反应

D.不论出现何种情况都应坚持锻炼

E.合理使用胰岛素

5.妊娠晚期孕妇休息时取体位是（　）

A.仰卧位

B.半卧位

C.左侧卧位

D.自由体位

E.头脚各抬高15°

项目三　产后女性的康复保健

任务一　产褥期宣教

PPT

学习目标

1. 掌握产褥期宣教内容。
2. 了解产褥期的概念；产褥期常见并发症。

案例导学

小张，女，30岁，一孩顺产，产后50天，恶露突然增多，血性分泌物增多，后量少。自诉伴有阴道分泌物有异味、腹痛拒按、发热寒战症状。医生检查后考虑为产褥期继发感染。

请思考　该患者产褥期需要注意哪些情况？

一、概述

产褥期俗称“坐月子”，即从胎盘娩出至产妇除乳腺外全身各器官恢复或接近正常未妊娠状态所需的一段时期，一般为6周（42天）。

产褥期宣教是指在科学的健康理念指导下，为保障产褥期的妇女和婴儿的身心健康，对产妇及其家属提供科学、规范、系统的宣传教育。科学的产后宣教，可有效地减少产褥期并发症的发生，并能促进产后身体及心理的恢复。

二、产褥期常见并发症

产褥期（剖宫产、自然生产）产妇各系统变化很大。由于个体因素或其他原因，可导致感染、出血、精神心理改变等异常情况，影响产妇身体恢复。

（一）产褥期感染

分娩后，生殖道受病原体侵袭而引起的局部或全身感染，其发病率约为6%，是产褥期最常见的严重并发症。产褥期发热大多数因产褥感染引起，因此又称产褥热。

（二）晚期产后出血

分娩24小时后在产褥期内发生的子宫大量出血，称为晚期产后出血。产后1~2周发病最常见，但也有延至产后6~8周发病者。主要表现为阴道持续或间断出现少量或中等量流血，也可表现为急骤大量流血，同时有血凝块排出，伴寒战、低热、恶露增加，且常因失血过多导致严重贫血，甚至发生失血性休克。

（三）产后抑郁

产妇在产褥期出现抑郁症状，是产褥期精神综合征中最常见的一种类型，发病率约为30%，通常在产后2周内出现症状。主要表现为与家人关系紧张，对周围事情缺乏兴趣，自暴自弃、恐惧、焦虑、沮丧，对自身及婴儿健康过度担忧，常失去生活自理及照料婴儿的能力，对人充满敌意，甚至出现自杀或杀婴倾向。

（四）急性乳腺炎

产褥期急性乳腺炎是指乳房的急性化脓性炎症，主要以乳房红、肿、疼痛、局部肿块及发热为临床表现，通常发生于产后3~4周。绝大多数患者为产后哺乳期女性，以初产妇多见。

（五）子宫复旧不全

产褥期间若子宫体肌纤维无法按时缩复、盘胎膜不能及时脱落排出，子宫内膜再生修复障碍，称为子宫复旧不全。子宫复旧不全最突出的临床表现是血性恶露持续时间延长，从正常时仅3天延长至7~10天，在此期间常伴有下腹坠胀感或剧烈疼痛。子宫复旧不全也是导致产后晚期出血、感染等生理并发症和产褥期情绪烦躁等心理问题的重要原因，严重影响母婴的身心健康。

三、产褥期宣教内容

（一）原则与方式

遵循普遍性教育和个体化指导相结合的原则，利用多种形式和适宜的方法，对产褥期妇女及家属进行健康教育及指导。可以在孕妇学校的集中时间宣传，也可以在候诊区域播放科普视频、摆放宣传展板、放置宣传资料，鼓励采用新媒体形式如微信公众号，向服务对象推送产后避孕科普知识。

（二）主要内容

1.分娩后住院期间宣教 正常分娩的产妇至少住院观察24小时，剖宫产术后则需根据伤口恢复情况延长至4~7天。在此期间应加强产后监护，及时发现产后出血，观察体温、脉搏、心率等生命体征，观察腹部或会阴部伤口、大小便状况等。严格遵照医嘱进行健康恢复。

2.居家休养卫生健康宣教 产妇出院后，需要居家休养。“褥”这个字眼说明在产后初期应该主要保持卧床状态，这样可以让盆底得到充分的休养。

（1）居家应创造良好、卫生的休养环境。产妇和新生儿应母婴同室，休养环境应安静、舒适、整洁，经常通风，保持空气清新，温度和湿度适宜。要减少探访人员，以免污染空气和影响产妇休息。

（2）做好产妇清洁卫生指导。产妇注意保持皮肤清洁舒适，勤擦身，勤淋浴，产后6周内避免盆浴。保持外阴和伤口清洁，每天两次用温开水清洗外阴，勤换卫生巾及内裤，防止出现产褥期感染。

（3）做好口腔保健，早晚刷牙，餐后漱口，预防口腔疾病。饮食应切小块、煮软，防伤及牙龈，不宜进食酸、辣等刺激性食物。

（4）产妇的穿着应随气候及居住环境的温度、湿度变化进行调整，以舒适、适合哺乳、防风防寒为宜，可选择专门为产妇设计的哺乳衣。

3.生殖器官恢复 了解子宫复旧及伤口愈合情况。为促进恶露排出，嘱咐产妇每天多次、每次最多30分钟采取俯卧姿势，肚子下面垫一个厚厚的枕头，使子宫处于原本应该处于的前倾位。

4.性生活和避孕指导

（1）产妇的生殖器官恢复需要6~8周的时间，42天健康检查无异常可恢复性生活，注意性卫生，预防生殖道感染，提供个体化指导。如果产妇有侧切伤口疼痛、产褥感染、产后出血或产后抑郁等，要推迟性生活的时间。

（2）增强产后夫妇避孕意识，及早实施产后避孕，避免产后短期内意外妊娠的风险。如果产后不哺乳，排卵可出现在产后 4 周左右，即在第 1 次月经前。产后第1次性生活就要采取有效的避孕措施。

5.膳食营养和体重管理 加强产后妇女的膳食指导，保证营养充足，让身体得到恢复，哺乳的婴儿正常生长发育，同时要加强体重管理，帮助产妇恢复到产前水平。

（1）膳食营养均衡 产后哺乳期妇女能量摄入与妊娠晚期接近，产后第1周宜食清淡、少油腻、易消化吸收的饮食，可流质或半流质，少食多餐。产后第2周起逐步恢复平衡膳食并增加能量摄入。膳食必须保证营养均衡且多样化，有利于产后恢复和婴儿后续多样化膳食结构的建立。食物应包括谷薯类、鱼禽蛋肉类、奶类、蔬菜水果类、豆制品、坚果类等，推荐富含优质蛋白及维生素A的动物性食物和海产品。产妇多喝汤类有助于乳汁分泌，但不宜过量，煲汤可选用脂肪含量较低的肉类。忌烟、酒、浓茶和咖啡，吸烟可抑制乳汁分泌，烟草中的尼古丁、酒精、茶和咖啡可能通过乳汁影响婴儿，长期摄入对婴儿的神经系统等各方面发育不利。

（2）体重管理　分娩后体重较孕期明显下降，产后6周左右基本降至孕前状态。孕前超重、产褥期高能量饮食、久坐、睡眠减少等是导致产后肥胖的影响因素。产后1年内是体重控制的关键时期，坚持膳食调控及个体化指导，控制总能量摄入，合理运动，定期自我监测体重，坚持母乳喂养有助于控制体重。

6.保持心理健康，预防和识别产后抑郁　产后孕妇因激素和身体状况等各方面改变，容易产生各种不良情绪。需要调整心态，开展产后心理保健服务，不仅能改善产妇的身心健康状态，还有利于婴儿早期身心健康。

利用孕妇学校、孕期产前检查、产后住院期间、产后访视、产后42天及产后3~6个月健康检查等机会对孕产妇及其家人进行有关心理保健的宣传教育和咨询指导。主要内容包括产妇的心理状态评估和识别、心理咨询和指导，若疑似产后抑郁，建议产妇立即前往心理专科医院或诊室接受专业的治疗，同时加强心理宣教，争取家属的支持和配合，让产妇尽快回归正常健康心理状态。

7.适宜的盆底康复和形体训练　产后的盆底康复和形体训练对产妇非常必要的，可以帮助产妇恢复到产前状态，并提高自信，减少产后抑郁的发生。产妇应尽早适当活动，活动应循序渐进，逐渐适应，注意劳逸结合。主要的运动训练有盆底肌训练法（Kegel运动）、盆底肌筋膜疼痛手法治疗、盆底肌肉电刺激、盆底生物反馈治疗、阴道哑铃法、磁刺激治疗等；建议产妇在专业治疗师的指导下进行上述训练。

8.母乳喂养和婴儿保健　世界卫生组织推荐，婴幼儿应纯母乳喂养6个月，6个月以后在添加辅食的基础上继续母乳喂养到2岁或以上为宜。对产妇多层面宣传上述理念，同时为产妇提供科学母乳喂养的技巧和知识，让产妇树立坚持母乳喂养的信心，产后尽早开始母乳喂养。鼓励及帮助婴儿早吸吮，当婴儿出现觅食反射时，鼓励其吸吮乳房；分娩后在产房观察期间要尽可能保证持续的母婴肌肤接触。实施母婴同室，鼓励按需哺乳。指导产妇识别新生儿饥饿征象，每天有效吸吮次数不少于8~12次，指导产妇掌握正确的母乳喂养相关技能，观察母乳喂哺过程中母婴双方的感受、情绪和哺乳结束后乳房及乳头状态等。对剖宫产术后的产妇，哺乳的姿势和方法不正确可能会引起伤口牵拉、疼痛，需要进行针对性指导。鼓励产妇树立纯母乳喂养的信心，不要给母乳喂养的婴儿使用人工奶嘴或安抚奶嘴。若母婴分离的产妇，应在出生后6小时内指导和帮助其用手挤出母乳，每天保证8~12次挤双侧乳房，以保持持续泌乳。

重点小结

重点小结

目标检测

答案解析

1. 下列不属于产褥期常见并发症的有（　）

A. 产褥期感染　　B. 晚期产后出血

C. 急性乳腺炎　　D. 骨折

E. 产后抑郁症

2. 以下食物产褥期产妇不适合选择的是（　）

A. 鸡肉　　B. 奶茶

C. 大豆　　D. 猪骨汤

E. 蔬菜

3. 对于产后抑郁，下列说法正确的是（　）

A. 让产妇单独带小孩

B. 小孩完全不要给产妇带

C. 只要跟她说不要想太多就不会有问题

D. 早期发现不良情绪，及时给予心理状态评估和识别，必要时接受专业治疗

E. 只有家里人不关心的产妇才会得产后抑郁

4. 产褥期血性恶露持续时间一般是（　）

A. 3周　　B. 2周

C. 1周　　D. 3天

E. 1天

5. 产后子宫恢复到妊娠前大小的时间是（　）

A. 2周　　B. 4周

C. 6周　　D. 8周

E. 10周

PPT

任务二　产后黄褐斑

学习目标

1.熟悉黄褐斑产生的原因。

2.根据中医整体观念，对黄褐斑进行中医辨证。

3.根据证型给予相应的调理建议，制定黄褐斑调理方案。

案例导学

刘女士，35岁，已婚，育有1子1女，产后6个月，哺乳期；自怀孕开始面部明显片状色斑，自述经常不自觉的叹气，性情急躁易怒，有时郁闷，委屈想哭，产后面部色斑加重，乳房胀痛也比以前严重。舌苔薄白，舌质暗红或紫暗，脉弦或弦细。

思考　针对上述病例进行案例讨论，为刘女士制定调理方案。

一、概述

黄褐斑（图3-2-1）为面部常见的局限性淡褐色或黄褐色色素沉着斑。成年女性多见，好发于育龄期妇女，男性也可发生。由于该病好发于颜面部位，可影响容貌，常导致患者产生审美心理障碍。

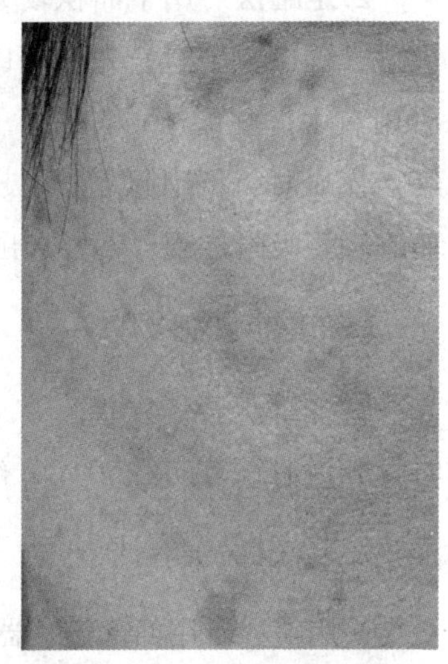
图3-2-1　面部黄褐斑

二、病因

一般认为，黄褐斑与体内孕激素、雌激素和垂体黑素细胞激素水平增加有关。常见于女性尤其是妊娠妇女，一般于妊娠2~5个月发病，部分产妇分娩后可随月经恢复逐渐消失，有些则不消失。

中医学认为，黄褐斑发生是因肝、肾、脾三脏功能失常导致，气血不能上荣于面为主要病机。

三、诊断

（一）发病部位

对称分布于曝光露出的面部，以颧骨、前额、颊部多见，呈蝶翼状，一般不累及眼睑、口腔黏膜及其他部位。

（二）损美体现

1.皮损特点 皮损为大小不等、形状不规则片状淡褐色或黄褐色斑，边缘清楚或不清楚，表面光滑，局部无炎症及鳞屑。

2.伴随症状及病程 患者一般多无自觉症状，大部分患者病程难以预估，可持续数月或数年，日晒后加重，部分患者分娩后可消退。夏季加深，冬季减轻。

四、治疗指导

（一）拔罐美容法

1.留罐法 拔罐，留置于施术部位8~15分钟，起罐后，即刻观察罐印颜色及罐壁水雾情况，制定调整疗程。第一次进行拔罐后，一般罐印较为明显；第二次拔罐应避开罐印明显处，或待罐印消失再进行操作。

常选穴位包括大椎穴、两个肺俞穴、背俞穴。

2.走罐法 用于面积较大、肌肉厚的部位，如腰背部、大腿部，选用口径较大的玻璃火罐，罐口要平滑，先在罐口或欲拔罐部位涂一些凡士林油膏等润滑剂，再将罐拔住，然后用右手握住罐子，向上、下、左、右需要拔罐的部位往返推动，至所拔部位的皮肤潮红、充血时，将罐起下。用超声波导入仪在黄褐斑皮损部位进行导入调理，也可用小号玻璃罐轻轻吸附走罐，不要求出罐印，加强背俞穴的走罐调理。

（二）推拿点穴

在面部美容经穴推拿常规手法的基础上，加以下手法：阳白、颧髎穴点揉100周，顺时针和逆时针方向各50周，褐斑局部周围的穴位重点按，适当增加次数。

（三）艾灸美容法

1.用美容专用面部温灸器进行规范操作，加强面部穴位调理。

2.艾条回旋灸身体相应穴位，选择天枢、大横、气海、关元、背俞穴、足三里、丰隆、三阴交等穴位。

产后黄褐斑常用保养腧穴见表3-2-1。

表3-2-1　产后黄褐斑常用保养腧穴

穴位名称	归经	定位	应用
阳白	足少阳胆经	在前额部，当瞳孔直上，眉上1寸	①前额痛、目赤肿痛；②迎风流泪
颧髎	手太阳小肠经	位于目外眦直下，颧骨下缘凹陷处	①口眼歪斜、齿痛、唇肿；②目赤、目黄
天枢	足阳明胃经	在腹部，平脐，前正中线旁开2寸	①腹痛、腹胀、肠鸣泄泻、便秘等胃肠病症；②月经不调、痛经等妇科病症
大横	足太阴脾经	在腹中部，脐中旁开4寸	①泄泻、便秘；②腹痛
气海	任脉	在下腹部，脐中下1.5寸，前正中线上	①腹痛、泄泻、便秘、痢疾等胃肠病症；②阳痿、遗精、遗尿、疝气等生殖系统病症；③阴挺、带下等妇科病症；④中风脱证、羸瘦无力等虚劳之证
关元	任脉	在下腹部，脐中下3寸，前正中线上	①经闭、崩漏、带下妇科病症；②遗精、遗尿、阳痿、小便频数、尿闭、疝气等泌尿生殖系统病症；③腹痛、泄泻、痢疾、脱肛等胃肠病症；④中风脱证、羸瘦无力等虚劳之证
足三里	足阳明胃经	小腿外侧，犊鼻穴下3寸，胫骨前缘外一横指	①呕吐、胃痛、脘腹胀痛；②咳嗽、气喘、乳痈；③腰膝痛、下肢痿痹
丰隆	足阳明胃经	在小腿前外侧，外踝尖上8寸，条口穴旁开1寸，距胫骨前缘两横指	①皮肤美容、减肥塑身、腿部保健按摩常用穴；②祛痰要穴；③便秘、腹胀肥胖；④痤疮、黄褐斑、白癜风；失眠
三阴交	足太阴脾经	在小腿内侧，足内踝尖上3寸，胫骨内侧缘后方	①皮肤美容、腿部保健按摩常用穴、妇科要穴；②面色萎黄无华、湿疹、荨麻疹、痤疮、黄褐斑、神经性皮炎；③形体消瘦、肥胖、脱发；④月经不调、痛经、经闭、滞产、不孕；⑤阴虚诸证

（四）耳穴贴压法

1.耳穴选择　双耳肝、肾、内分泌、皮质下、交感（表3-2-2，图3-2-2）。

表3-2-2　产后黄褐斑常用耳穴保养腧穴

穴位名称	归经	定位	应用
肝	耳穴	耳甲艇后下部	①肝气郁滞型、脾肾阳虚型肥胖；②经前期紧张症、月经不调、更年期综合征；③高血压、单纯性青光眼
肾	耳穴	对耳轮上、下脚分叉处下方	①脾肾阳虚型肥胖、肝气郁滞型肥胖；②耳鸣、神经衰弱；③肾盂肾炎、遗尿、早泄
内分泌	耳穴	耳甲腔底部屏间切迹内	①单纯性肥胖、肝气郁滞型肥胖；②痛经、月经不调、更年期综合征
皮质下	耳穴	对耳屏内侧面	①痛症；②神经衰弱；③假性近视
交感	耳穴	对耳轮下脚的末端与耳轮交界处	①胃肠痉挛、心绞痛、胆绞痛；②植物神经功能紊乱

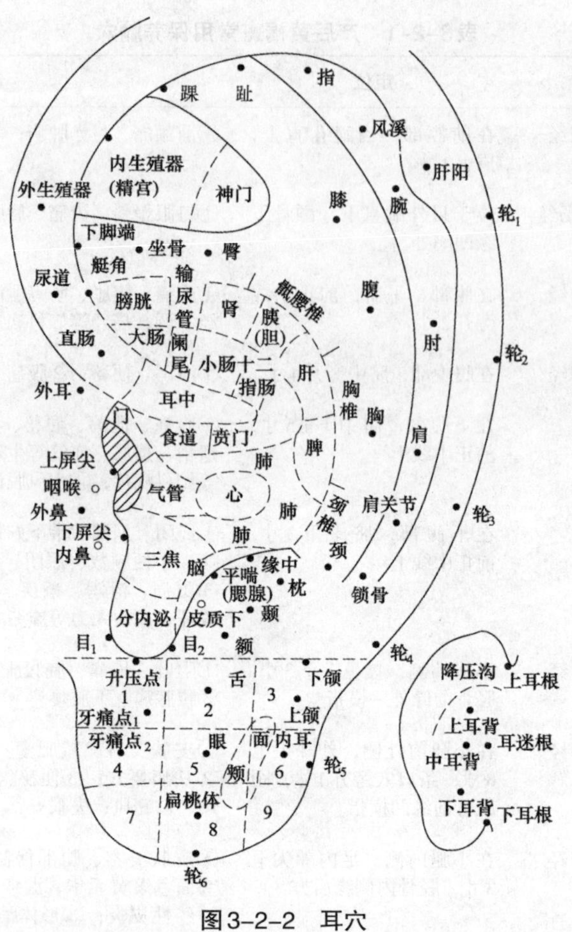

图3-2-2 耳穴

2.具体操作 用王不留行籽制作耳贴，一般一次贴2~3天，休息一天再继续贴下一次。每日应按压3~5次耳贴部位，可双侧交替按压。饭前半小时按压为最佳时间。

（五）中药美容法

1.中药内服 基于疏肝理气，化瘀消斑的原则，可选择疏肝理气，补益肝肾类中药，如枸杞子、菊花、陈皮、百合、郁金、合欢花、金边石斛、玫瑰花、黄芪、女贞子等。可进行搭配适量泡水日常服用。也可以在医生指导下，推荐成方柴胡疏肝散服用。

2.药膳 牛肝粥。

（1）组成 牛肝500g，白菊花9g，白僵蚕9g，白芍9g，白茯苓12g，茵陈12g，生甘草3g，丝瓜30g，大米100g。

（2）制法与用法 将白僵蚕、白芍、白茯苓、茵陈、生甘草、丝瓜装入纱布包内，然后与牛肝、白菊花、大米一起熬粥，熟后捞出药包吃肝喝粥，每日早晚各1次。以上剂量可服2天，10天为1个疗程，中间间隔1周，连服3个疗程。本方具有疏肝解郁增白消斑的功效。

3.面膜　中药祛斑面膜：白茯苓、白蔹、白花、白及、白薇、白附子、白术、白扁豆、白僵蚕各30g，防风、羌活三七粉各20g，淀粉50g，共研细末，过120目筛，备用。

（六）药物治疗

1.维生素C　口服1g/d，分2~3次服用，1~3个月为一疗程。维生素C能使深色氧化型色素还原成浅色还原型色素，阻止黑素代谢过程，抑制黑素形成。

2.维生素E　口服一次100mg，每日3次，与维生素C合用有协同作用。

（七）仪器美容法

1.强脉冲光美容技术　又称“光子”，具有修复皮肤屏障、美白嫩肤的作用，1次/月，具体疗程依皮损情况而定。

2.激光美容技术　可采用Q开关Nd：YAG激光治疗机，清除皮损局部的黑色素；1次/月，具体疗程依皮损情况而定。激光治疗后部分患者可产生一过性炎症后色素沉着，因此要配合强脉冲光联合治疗。

五、小结

黄褐斑是女性妊娠期间，因体内脏腑功能失调引发的常见皮肤问题。在治疗期间，产妇要避免化妆品、各种皮肤炎症、药物等诱因；避免日晒，在日照较强的季节里，外出时应尽量使用遮光伞或防晒产品。平时注意营养，加强维生素的摄入，适量摄入维生素C有预防作用；保证睡眠，调节情绪，保持心情舒畅。做好日常皮肤养护，并配合治疗师做好皮肤美容调治，可逐渐恢复。

重点小结

重点小结

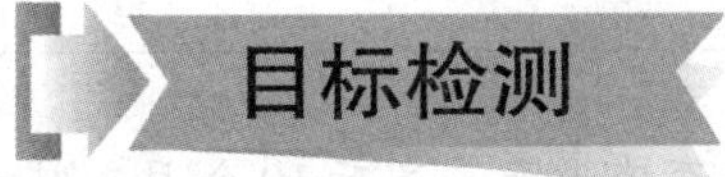

答案解析

1.黄褐斑一般是不高出皮肤、形状不规则的斑片，其颜色一般为（　）

A.黑色　　B.淡褐色或淡黑色

C.黑棕色　　D.青黑色

E.红色

2.治疗师为色斑皮肤护理时，可以做（　）

A.冷倒模　　B.热倒模

C.减脂面膜　　D.冷冻面膜

E.以上均不是

3.治疗师为色斑皮肤护理时，较为有效的精华素要（　）

A.连续使用　　B.间断使用

C.有规律的间断使用　　D.避免长期使用

E.偶尔使用

4.在治疗色斑皮肤时，比较有效的方法是（　）

A.清洁彻底　　B.选用适合的化妆品

C.做营养导入　　D.蒸面

E.面部按摩

5.以下哪种仪器不能用于黄褐斑的治疗（　）

A.强脉冲光美容仪　　B.激光美容仪

C.超声波美容仪　　D.面部温灸器

E.以上均不是

任务三　产后皮肤衰老

PPT

学习目标

1.熟悉皮肤衰老产生的原因。

2.根据中医整体观念，对皮肤衰老进行中医辨证。

3.根据证型给予相应的调理建议，制定皮肤衰老调理方案。

案例导学

张女士，30岁，教师，育有1子，产后10个月，哺乳期；面色发黄、无光泽，眼眶周围皮肤颜色加深，眼角、鼻梁部出现细密而浅的皱纹。自述平日神疲乏力，胸闷不舒，腹胀，大便稀；通过望诊、问诊可见舌质淡，舌苔白，脉细弱。

思考　针对上述病例进行案例讨论，为张女士制定调理方案。

一、概述

产后皮肤衰老（图3–3–1），是指产后皮肤因外源性或内源性因素的影响下引起皮肤外部形态、内部结构和功能衰退等现象。

二、病因

产后皮肤衰老的因素包括内因和外因两大类。

（一）内因

1. 皮肤附属器官功能的自然减退。
2. 皮肤的营养障碍。

（二）外因

1. 过多及过于丰富的面部表情。
2. 长期睡眠不足。
3. 不当的迅速减肥。
4. 缺乏体育锻炼。
5. 皮肤水分补充不足。
6. 化妆品使用不当等。

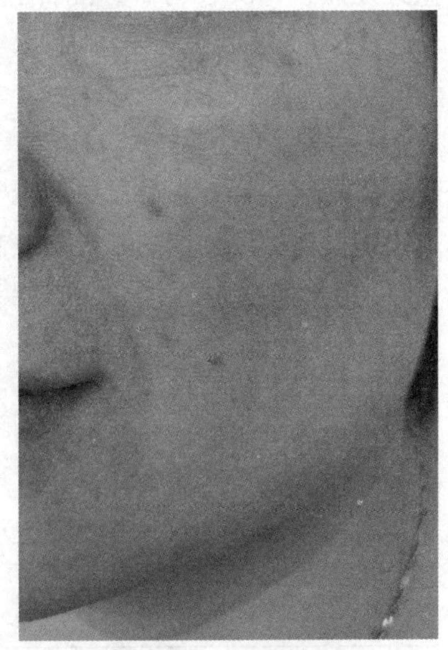

图3–3–1　面部皮肤衰老

三、临床表现

（一）临床特征

产后皮肤衰老表现包括肌肤组织功能减退，弹性减弱，无光泽，皮下组织减少、变薄，皮肤松弛、下垂，皱纹增多，色素增多等。

（二）中医辨证分型

1. 脾胃虚损型　面色萎黄，少光泽，额头、鼻唇沟处多生皱纹，纹粗且浅，长短不一，伴有神疲乏力、胃部不适、大便溏；舌质淡，苔白，脉细弱。

2. 肝气郁结型　眼角、鼻梁部多出现皱纹，纹细密而浅，多伴有眼袋或色斑、精神不振、腹胀、嗳气，女子多伴有月经不调；舌质淡红，舌苔薄白，脉弦细。

3. 肾阳不足型　未老先衰，颜面起皱纹，精神不足，疲倦乏力，腰膝酸软，眼花耳鸣，夜尿贫多。

四、治疗指导

（一）拔罐美容法

1.主穴 阳白、太阳、颧髎、颊车。

2.操作方法 取1号火罐，采用闪火罐法加走罐法，分别在以上穴位向上轻微提拉至微红发热，每次10分钟，隔日1次，5次一个疗程。可起到除皱的作用。

（二）驻颜刮痧法

1.主穴 太阳、印堂、丝竹空、阳白、迎香、承泣、四白、下关。

2.配穴 合谷、足三里、膻中、神门。

3.操作方法 用刮痧板蘸取刮痧油，在以上穴位直推刮动，每个穴位5~10次。

（三）艾灸美容法

1.主穴 足三里、气海。

2.操作方法 用艾条温和灸，每穴每次10分钟，以局部红润为度。经常使用可补益脾肾，补气悦颜。

产后皮肤衰老常用保养腧穴见表3-3-1。

表3-3-1 产后皮肤衰老常用保养腧穴

穴位名称	归经	定位	应用
阳白	足少阳胆经	在前额部，当瞳孔直上，眉上1寸	①前额痛、目赤肿痛；②迎风流泪
太阳	经外奇穴	在颞部，眉梢与目外眦之间，向后约一横指的凹陷处	①头痛、目赤肿痛；②牙痛、面瘫、面痛
颧髎	手太阳小肠经	位于目外眦直下，颧骨下缘凹陷处	①口眼歪斜、齿痛、唇肿；②目赤、目黄
颊车	足阳明胃经	在面颊部，下颌角前上方约一横指处，咀嚼时肌肉隆起时出现的凹陷处	①口眼歪斜、齿痛、颊肿；②失音、颈项强痛、腮腺炎
印堂	经外奇穴	人体的面部，两眉头连线中点	①头痛、眩晕、神经衰弱；②痤疮、产后血晕
丝竹空	手少阳三焦经	眉梢末端凹陷处	①目眩、目赤肿痛；②头痛、齿痛、眉棱骨痛
迎香	手阳明大肠经	鼻翼外缘中点旁开至鼻唇沟	①鼻塞、鼻渊、鼻息肉；②口眼歪斜、面痒、面肿；③胆道蛔虫
承泣	足阳明胃经	正坐，两目平视，瞳孔直下，眼球与眶下缘之间	①目赤肿痛、目痒、目眩、迎风流泪；②口眼歪斜、夜盲
四白	足阳明胃经	正坐，两目平视，在承泣穴直下，当眶下孔凹陷处	①目赤肿痛、目痒、目眩；②口眼歪斜、头痛

续表

穴位名称	归经	定位	应用
下关	足阳明胃经	闭口，在颧弓下方，当下颌骨髁状突的前方，闭口有空，张口即闭	①耳鸣、耳聋；②牙痛、口眼歪斜
合谷	手阳明大肠经	在手背，第1、2掌骨之间，当第2掌骨桡侧的中点处	①皮肤美容、手部保健按摩常用穴；②黄褐斑、痤疮、酒渣鼻；③皮肤过敏、荨麻疹、皮肤瘙痒；④口臭、便秘、腹泻等
足三里	足阳明胃经	小腿外侧，犊鼻穴下3寸，胫骨前缘外一横指	①呕吐、胃痛、脘腹胀痛；②咳嗽、气喘、乳痈；③腰膝痛、下肢痿痹
膻中	任脉	在前胸部，横平第4肋间隙，前正中线上	①咳嗽、气喘等肺系病症；②心悸、胸痛、失眠等心系病症；②呕吐、噎膈等胃腑病症
神门	手少阴心经	腕掌侧远端横纹尺侧端，尺侧腕屈肌腱的桡侧凹陷中	①心痛、心烦、惊悸、怔忡、健忘、失眠、痴呆、癫狂痫等心系与神志病症；②高血压；③胸胁痛
气海	任脉	在下腹部，脐中下1.5寸，前正中线上	①腹痛、泄泻、便秘、痢疾等胃肠病症；②阳痿、遗精、遗尿、疝气等生殖系统病症；③阴挺、带下等妇科病症；④中风脱证、羸瘦无力等虚劳之证
关元	任脉	在下腹部，脐中下3寸，前正中线上。	①经闭、崩漏、带下妇科病症；②遗精、遗尿、阳痿、小便频数、尿闭、疝气等泌尿生殖系统病症；③腹痛、泄泻、痢疾、脱肛等胃肠病症；④中风脱证、羸瘦无力等虚劳之证

（四）驻颜按摩法

1.面部经穴常规按摩加耳穴按摩，重点按揉双耳肝、脾、肾区。

2.眼周穴位按摩，配合每天晚上临睡前用温热湿毛巾敷双眼，之后使用营养型眼霜、眼部精华素。

（五）驻颜膳食法

药膳　淮山药芝麻糊

（1）组成　淮山药15g，黑芝麻120g，粳米60g，鲜牛奶200g，玫瑰糖6g，冰糖120g。

（2）用法　粳米洗净泡1小时，沥干，山药切小粒，黑芝麻炒香，以上三物加水和牛奶拌匀，磨碎后滤取汁。锅中加入清水和白糖，溶化后滤取汁，将冰糖水入锅中继续煮沸后，将芝麻水慢倒入锅中，加入玫瑰糖，搅动成糊，煮熟，食之。可补脾益肾，滋阴养肤。

（六）仪器美容法

1.强脉冲光美容技术　1次/月，3~6次为1疗程，可美白嫩肤、祛皱抗衰。

2.激光美容技术 可采用CO_2激光治疗机，1次/月，具体疗程依据皮肤情况而定，通过激光焕肤达到祛皱抗衰、面部年轻化的目的。

3.射频美容技术 采用热玛吉、热提拉等射频仪器，达到紧致皮肤、轻度提升、改善肤质、祛除皮肤浅表小皱纹的美容效果。

以上三种美容仪器可以联合使用，具体方案由治疗师制定。

五、调理建议

衰老是一个渐进的过程，故延缓衰老的保养措施应从中年或更早时期开始。

1.饮食有节 《素问·上古天真论》曰："饮食有节，起居有常，不妄作劳，故能形与神俱，而尽终其天年，度百岁乃去。"饮食与人体休戚相关，故日常生活中要注意营养均衡，有节制饮食，不伤脾胃，使人体气血供应充足，延缓面部皮肤的衰老。

2.生活科学 顺应四时，起居有常，早睡早起，注意劳逸结合。进行适度的体力活动，可促进血液流通，增强体力，平时可练习八段锦、太极拳等健身方法，延缓衰老的进程。

3.调节情志 《素问·上古天真论》曰："恬淡虚无，真气从之，精神内守，病安从来。"情志失调影响人体的容貌变化，喜怒过度、悲哀太甚都可导致常人出现早衰的症状。人人都有七情六欲，都有所欲而不达，要及时调理好心态，保持心情愉悦，以益于延缓皮肤衰老。

六、小结

产妇在产后哺乳期，需抵御肌肤松弛、皱纹、暗沉、干燥、黑眼圈等皮肤问题，可多吃橙子、猕猴桃等维生素C含量丰富的水果，以增强皮肤抗氧化力，做好补水保湿、美白抗衰的日常家居护理。

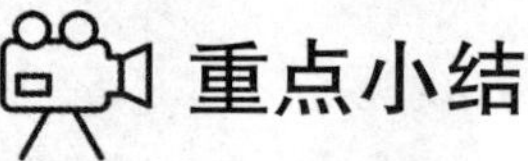

重点小结

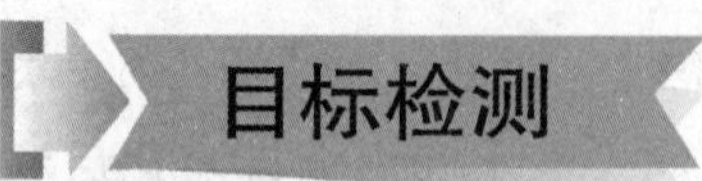

答案解析

1.衰老皮肤做面膜时，可以使用（ ）

A.冷冻面膜　　B.减脂面膜

C.冷倒模　　D.热倒模

E.消炎面膜

2.皮肤变得松弛、下垂是以下哪种皮肤的具体表现（　）

A.敏感皮肤　　B.油性皮肤

C.中性皮肤　　D.衰老皮肤

E.色斑皮肤

3.皮肤出现衰老的表现是（　）

A.肌肤组织功能减退　　B.出现粉刺

C.出现痤疮　　D.皮肤有光泽

E.出现色素斑块

4.治疗师为衰老皮肤进行护理时，可以导入何种精华液（　）

A.防敏　　B.收敛

C.营养　　D.增白

E.消炎

5.下列与衰老性皮肤无关的是（　）

A.肝　　B.肾

C.肺　　D.脾

E.三焦

任务四　产后乳房肿胀

PPT

学习目标

1.掌握产后乳房肿胀的常见表现、治疗方法和护理手段。

2.了解产后乳房肿胀的概念。

案例导学

小张，女，32岁，办公室文员。自述于3天前顺产生育一孩，母乳喂养，乳房胀痛，有硬结，皮肤有红、肿。哺乳后仍不能得到有效缓解。

请思考　该患者考虑为哪种疾病？如何进行有效的治疗？

一、概述

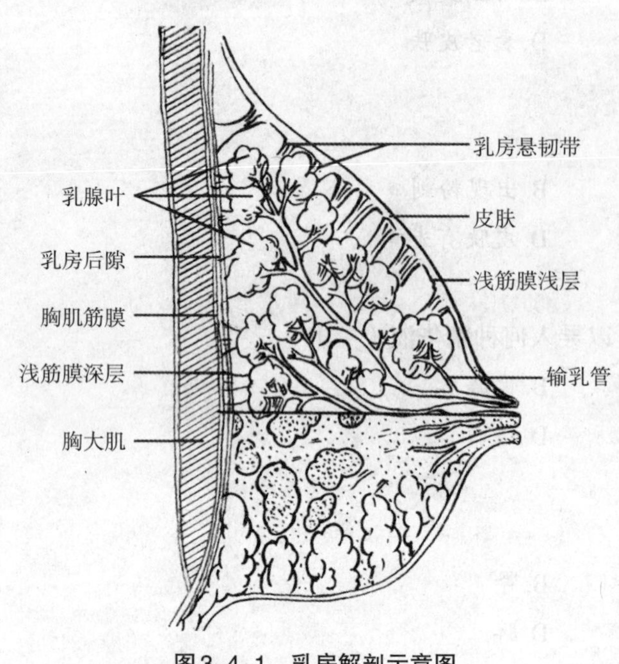

图3-4-1　乳房解剖示意图

（一）乳房的解剖结构

乳房（图3-4-1）是位于胸大肌前方的半球形突出物，由腺组织、结缔组织和脂肪组织构成，左右成对出现，是女性的泌乳器官。乳头位于乳房的中心部位，呈筒状或圆锥状，由致密的结缔组织和平滑肌组成。乳晕是环绕乳头的色素沉着部位，呈玫瑰红色、褐色或深褐色。乳晕腺是存在于乳晕皮肤、结构介于汗腺和乳腺之间的腺体，能分泌脂质物质，起保护和润滑作用。

乳房体是乳房的主体部分，内有乳腺体，位于皮下浅筋膜的浅层和深层之间。乳腺体是乳房的主要结构，有分泌乳汁的作用。乳房由15~20个乳腺体组成，以乳头为中心，呈放射状排列。乳汁输送过程为腺泡→乳腺小叶→输乳管→输乳管窦→输乳孔。当婴儿吸吮时，乳头受到刺激，平滑肌纤维收缩可使乳头勃起、挤压导管及促输乳窦排乳汁。

（二）产后乳房肿胀

产后乳房肿胀是指产后3~10天乳房肿胀、疼痛、皮肤发红、出现硬结，可伴有低热。它通常是由于乳腺管堵塞而导致的，哺乳过程需有一定的知识储备、正确的哺乳姿势和健康的生活方式。随着婴幼儿月龄增大，哺乳时间延长，母乳喂求达到供需平衡，乳腺肿胀的发生率也会相应降低。产后乳腺问题重在预防。

二、病因

（一）喂养方式不正确

产妇乳头凹陷、扁平，哺乳姿势不正确；婴幼儿先天生理缺陷，衔乳不充分；在婴幼儿过度饥饿或哭闹情况下哺乳，易造成乳房排空不充分；产妇喂养常单侧多次哺乳，另一侧少吸或不吸，出现大小乳，过多乳汁压迫毛细血管，乳房内乳汁淤堵；哺乳姿势过于单一，婴幼儿吸吮角度一样，排出不充分。

（二）饮食方式不健康

产后饮食过于肥甘厚腻，缺乏均衡饮食，摄入水量不足，乳汁脂肪含量较高，乳汁过于黏稠，婴幼儿吸吮时乳汁易在乳腺淤堵。

（三）日常护理不恰当

产妇穿着不恰当，穿着过紧的内衣，乳房受到挤压，从而使乳汁通行不畅而淤堵；乳头剥落的细胞碎片和留下的奶渍留在乳头处，易形成“乳房白点”，从而堵住出口；哺乳前后未进行必要的清洁。

（四）身体心理不稳定

胎儿娩出后，产妇身体疲劳，未能得到有效的休息；心理精神压力紧张，焦虑情绪加重，从而影响催产素的分泌，进而导致淤堵。

三、典型症状

乳房出现肿胀、疼痛部位拒碰；皮肤发红，乳房有硬结；或又冷又热，伴有低热。

四、康复治疗

（一）掌握正确的哺乳、衔乳姿势

1.哺乳姿势　常见哺乳姿势包括侧躺、斜倚、坐姿摇篮式、橄榄球抱姿等（图3-4-2）。

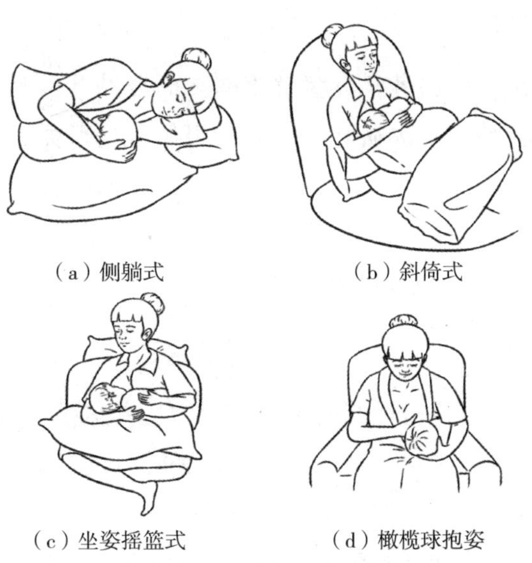

（a）侧躺式　（b）斜倚式

（c）坐姿摇篮式　（d）橄榄球抱姿

图3-4-2　哺乳姿势示意图

以坐姿摇篮式哺乳为例：产妇坐在椅子上，怀抱婴幼儿侧，脚下可垫一矮凳，使婴幼儿头侧位置稍高，以找到方便哺乳的姿势。把枕头垫在产妇背后以方便保持舒适的坐姿，另一枕头放于胳膊下方，用以帮助支撑婴幼儿。怀抱婴幼儿侧与哺乳侧一致，产妇的臂弯承托住婴幼儿最脆弱的头和脖子，前臂扶住婴幼儿脊柱，并用手掌托住婴幼儿臀部或大腿。婴幼儿头、颈、脊柱等成一直线且均面向乳房，婴幼儿头部与产妇的乳房保持水平，借助枕头将婴幼儿保持在产妇胸部水平，支撑婴幼儿体重。将婴幼儿靠近产妇的手臂从产妇腋下环抱产妇，保证该手不妨碍哺乳和造成压迫。

2.衔乳姿势 婴幼儿衔乳过程需将整个乳晕含进口中，使乳头置于婴幼儿口腔的后部（图3-4-3）。通过吸吮乳晕，使乳汁流出。产妇可用另一侧手掌轻托哺乳侧乳房，使乳房呈扁平，婴幼儿张大嘴时，迅速将全部乳晕置于其内，注意动作轻柔，以免造成婴儿呼吸困难或抗拒吃奶。

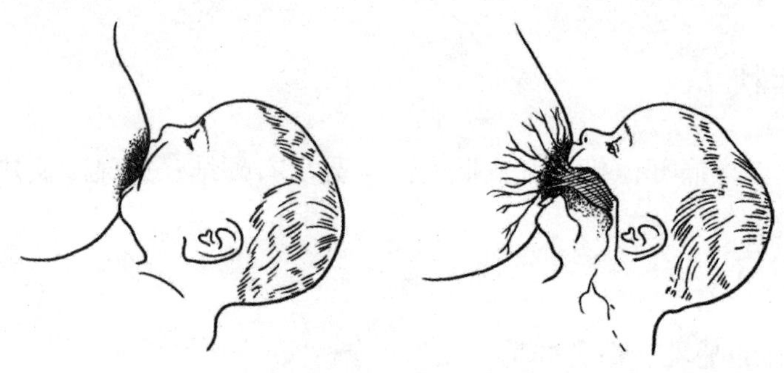

图3-4-3 婴幼儿衔乳姿势示意图

（二）多吸吮，尽可能排空乳房

缓解乳房肿胀关键在于排出乳汁，缓解疼痛。而婴幼儿的吸吮是帮助排空的最好方式，婴幼儿是最好的通乳师。每次哺乳时，先从患侧乳房开始，让婴幼儿尽可能地多吸吮，一般8~10分钟可排空乳汁，再从另一侧开始。让婴幼儿唇部对准淤堵部位的乳晕，加强吸吮力度；注意双侧乳房的排空，可借助吸奶器。吸吮次数越多，产妇排空越通畅，乳腺腺泡中乳汁排出越多，肿胀情况的发生越少。

（三）适当的手法按摩

喂奶哺乳前和哺乳时，可进行适当的手法按摩，从乳房根部沿乳腺管循行，朝乳头方向轻轻按摩，可帮助消除乳房肿块，减少淤堵。在平时可进行乳房按摩，用温水进行手卫生，按摩前可先饮适量温开水。产妇坐于高靠背椅子上，在背后放置一枕头，选择合适的按摩油（橄榄油、茶籽油）涂抹于乳房上，避开乳头。取上半身前倾姿势，一手在乳房根部托起乳房，另一手用食指、中指指腹从乳房根部向乳晕做环形按摩，并在乳房肿块处进行轻柔点按，沿乳腺管循行，朝乳头方向轻轻按摩，让整个乳房均得到按摩。最后拇指与其他手指分开，置于乳晕两边，轻轻往里按压，并有节奏地进行捏挤，以扩张乳头部的输乳管，排出积乳。可对下列产后乳腺保养腧穴（表3-4-1）进行轻轻按揉或点按，用手指螺纹面吸附于穴位，做轻柔缓和的环旋运动或由稍轻到轻进行点按，按揉或点按时动作轻柔缓和、均匀有节律。

表3-4-1　产后乳腺保养腧穴

穴位名称	归经	定位	应用
		局部腧穴	
云门	手太阴肺经	正坐或仰卧位，胸前壁外上方，肩胛骨喙突上方，锁骨下窝凹陷处，距前正中线旁开6寸	①胸部保健：贫乳、乳腺增生；②面部美容：痤疮、颜面水肿
中府	手太阴肺经	正坐或仰卧位，胸前壁外上方，云门穴下1寸，平第1肋间隙，距前正中线旁开6寸	①胸部保健：贫乳、乳腺增生；②面部美容：痤疮、颜面水肿
膺窗	足阳明胃经	胸部，当乳头直下，第3肋间隙，前正中线旁开4寸	①咳嗽、气喘；②胸部保健：乳汁分泌不足、乳痈、胸胁胀痛
天溪	足太阴脾经	前胸部，第4肋间隙，前正中线旁开6寸	胸部保健：乳汁分泌不足、乳腺增生
期门	足阳明胃经	胸部，当乳头直下，第6肋间隙，前正中线旁开4寸	①胃疼、呕吐、泄泻；②胸部保健：乳痈、胸胁胀痛
		乳九穴	
膻中	任脉	前胸部，横平第4肋间隙，前正中线上。“胸中”穴	①.胸部保健：乳汁分泌不足、乳痈；②情绪抑郁、神经衰弱
神封	足少阴肾经	胸部，第4肋间隙，前正中线上旁开2寸。“乳内”穴	①胸部保健：乳汁分泌不足、乳痈；②神经衰弱
天池	手厥阴心包经	胸部，第4肋间隙，前正中线旁开5寸。“乳外”穴	①胸部保健：乳汁分泌不足、乳痈；②神经衰弱
屋翳	足阳明胃经	胸部，第2肋间隙，前正中线旁开4寸。“乳上”穴	①胸部保健：乳痈；②心悸失眠；③皮肤疼痛
乳根	足阳明胃经	胸部，第5肋间隙，前正中线旁开4寸。“乳下”穴	胸部保健：乳汁分泌不足、乳痈、乳痈
		远治腧穴	
少泽	手太阳小肠经	手小指末节尺侧，距指甲根角侧上方0.1寸	①胸部保健：乳汁分泌不足、乳痈；②热病、目翳、咽喉肿痛；③急救穴之一
梁丘	足阳明胃经	大腿前面，髂前上棘与髌底外侧端的连线上，髌底上2寸	①胸部保健：乳痈；②胃痛、下肢不遂、膝肿痛
足三里	足阳明胃经	小腿外侧，犊鼻穴下3寸，胫骨前缘外一横指	①呕吐、胃痛、脘腹胀痛；②咳嗽、气喘、乳痈；③腰膝痛、下肢痿痹
足临泣	足少阳胆经	足背外侧，第4、5趾间，趾蹼缘后方赤白肉际处	①胸部保健：胁肋痛、乳痈；②头痛、目赤肿痛。

（四）冷、热敷

冷、热敷疗法对乳房肿胀产妇具有良好的效果，冷敷温度为10~15℃、热敷水温为40~45℃。在哺乳前，对肿胀部位进行热敷5~8分钟，使乳头乳晕软化，以利于婴幼儿吸吮，帮助淤堵乳汁排出。两次哺乳间隙可贴敷冷藏打碎的卷白菜于肿胀部位，减轻充血肿胀。

（五）保障营养膳食合理，注意休息

营养膳食合理，补充优质蛋白质、高纤维饮食，多喝温开水。产妇尽可能与婴幼儿的作息一致，以保证充足的睡眠。保持心情的愉悦，以平和、稳定的心态面对生活。

（六）寻求医生帮助

必要时，产妇可服用哺乳期安全的解热镇痛药，如布洛芬。经过上述措施，仍不能有效缓解者，则需要尽快寻求医生帮助。

五、小结

产后乳房肿胀，需多注意乳房排空，多吸吮多哺乳，做到按需哺乳；注意心情愉悦，按时休息；在产后2小时可对乳房进行必要的干预措施，如热敷、点按穴位、刺激乳头等方式。

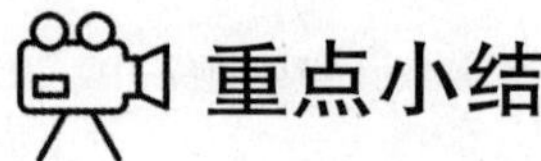

重点小结

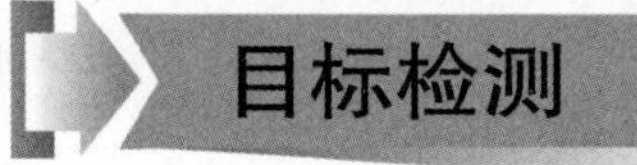

答案解析

1.乳房的乳腺泌乳的最基本单位是（　　）

A.乳窦　　B.乳腺小叶

C.乳腺管　　D.腺泡

E.输乳窦

2.引起及维持乳腺泌乳的激素是（　　）

A.人绒毛膜促性腺激素　　B.泌乳素

C.孕激素　　D.雄激素

E.雌激素

3.产后肿胀是产褥期常见的疾病，常发生在产后（　　）

A. 1~2 周　　B. 3~4 周

C. 4~5 周　　D. 6~7 周

E. 7~8 周

4. 产生和排出卵子的器官是（　）

A. 子宫　　B. 子宫颈

C. 卵巢　　D. 输卵管

E. 以上答案均正确

5. 乳房触诊一般从哪一象限开始（　）

A. 内上　　B. 内下

C. 外上　　D. 外下

E. 以上答案均不正确

任务五　产后盆底功能障碍

PPT

学习目标

1. 掌握产后盆底功能障碍的原因、治疗方案和预防措施。
2. 了解产后盆底功能障碍的概念。

案例导学

小张，女，35 岁，家庭主妇，二孩剖宫产后一年。主诉：尿频、尿急、打喷嚏或咳嗽时出现漏尿。小腹时常有坠胀感，腰背痛等。医生检查后，综合考虑为产后盆底功能障碍。

请思考　该患者的治疗方案是什么？如何指导患者进行有效的预防？

一、概述

盆底功能障碍性疾病（pelvic floor dysfunction，PFD）是指盆底支持组织（肌肉、韧带、筋膜）由于退化、损伤等因素，导致盆底支持薄弱或肌肉功能减退，使患者盆腔内脏器发生移位或功能失调而出现的一系列病症。主要包括尿失禁、盆腔脏器脱垂、排便障碍、性功能障碍、慢性盆腔痛等。其中，以盆腔脏器脱垂和压力性尿失禁较为常见。

（一）盆底功能协作肌肉

膈肌、盆底肌、深层腰背肌和腹肌，共同形成人体的腹腔，它们相互配合，紧密协作，其中的任何一部分功能出现缺陷，都会使人体核心系统无法正常运行。其中，腹横肌与盆底肌在功能上是相互关联的，它对盆底具有两大作用：深层腹横肌的锻炼会自动强化盆底肌；强健的深层肌肉能保护盆底肌。

（二）盆底主要功能及常见问题

1.主要功能　支持功能；括约功能；性功能。

2.常见问题　盆腔脏器脱垂；各种类型尿失禁、尿潴留、粪失禁、各种类型便秘；性欲减退、性唤起障碍、性高潮障碍、性交痛。

（三）盆底肌肌纤维类型

1.Ⅰ类肌纤维　慢肌纤维，它的收缩速度慢，力量较小，持续时间长，不容易疲劳。盆底慢肌主要起到承托盆底脏器的作用。

2.Ⅱ类肌纤维　快肌纤维，它的收缩速度快，力量较大，持续时间短，容易疲劳。盆底快肌主要起到完成盆底功能的作用，如性、大小便等。

二、病因

盆底功能障碍性疾病（PFD）的发生与很多因素有关，主要风险因素包括高龄、妊娠、分娩、绝经、盆底组织薄弱、盆底组织先天发育不良，而肥胖、慢性咳嗽、重体力劳动导致腹压长期较高，也会加重PFD的发生。妊娠期盆底结构和功能发生变化，子宫逐渐增大，使腹压增加，盆底胶原纤维减少、肌力下降、结缔组织薄弱，导致出现尿失禁、盆腔脏器脱垂等盆底功能障碍性疾病。

三、盆底功能评估

（一）问诊

1.分娩史　头胎、二胎还是多胎；顺产还是剖宫产；有无侧切，有无撕裂伤。

2.既往病史　有无妇科疾病或其他系统疾病。有无盆腔手术史。

3.填问卷　排尿日记、国际尿失禁咨询问卷、盆底功能障碍问卷、性生活质量问卷等。

4.症状询问　主要不适是什么。

5.生活习惯　有无肥胖、慢性疾病、长期负重等。

（二）体格检查

1.视诊　外阴外观、色泽等有无异常；有无器官脱出体外，脱垂物形状、位置等；阴道暴露部位有无溃疡或糜烂。

2.触诊　包括腹部检查、会阴区触诊、生殖器触诊；检查阴道是否畅软润滑，有无按压触痛点，有无剖宫产瘢痕、侧切瘢痕、撕裂瘢痕。

3.阴道指检　采用改良牛津肌力分级法进行评估。

4.骨盆带测试检查　有无骨盆前（后）倾、骨盆旋移、骨盆侧倾、骶髂关节功能紊乱；有无耻骨联合分离史；有无骨盆带疼痛症状。

5.呼吸模式检查　有无肋骨外翻；有无脊柱生理曲度改变。

6.腹直肌检查　有无腹直肌分离现象。

7.闻诊　外阴是否有异味？

（三）生化检查或其他实验评估

1.常规检查　尿常规、白带常规、尿动力学检查等。

2.肌力测试初筛（指检）　采用牛津肌力分级法进行评分，分为0~5级。0级：无收缩；1级：有轻微的肌肉抽动；2级：有微弱的肌肉收缩；3级：肌肉能完成收缩动作，对手指有轻微压迫；4级：肌肉收缩时能明显感受到对手指的压迫以及上提；5级：肌力正常，收缩力量强，并且能抵抗手指压力完成上提的动作。

3.盆底表面肌电评估（Glazer评估）。

4.POP-Q盆腔脏器脱垂评估。

（四）影像学检查

1.妇科B超、彩超检查。

2.盆腔脏器脱垂核磁共振成像检查（MRI）。

（五）特殊检查

1.激惹测试　受检者膀胱充盈时，取截石位检查。嘱受检者咳嗽的同时，检查者观察尿道口，如果每次咳嗽伴随尿液不自主溢出，则提示尿失禁。

2.指压试验　检查者将中指、食指放入受检者阴道前壁的尿道两侧，指尖位于膀胱与尿道交接处，向前上抬高膀胱颈，再行诱发压力试验，如压力性尿失禁现象消失，则为阳性。

3.棉签试验　受检者取仰卧位，检查者将干净棉签植入受检者尿道，使棉签头处于尿道与膀胱交界处，分别测量受检者在静息及做Valsalva动作（闭气后做用力解大便的动作）时棉签棒与地面之间形成的角度。若在静息与做Valsalva动作时该角度差小于15°则为良好，说明有良好的解剖学支持；如角度差大于30°，则说明解剖学支持薄弱；若角度差在15°~30°，结果不能确定。

四、康复治疗

（一）物理治疗

1.电刺激 包括神经肌肉电刺激、肌电触发电刺激等。

2.生物反馈治疗 包括生物电反馈、生物磁反馈等。

（二）主动训练

1.凯格尔运动训练

（1）凯格尔运动的概念 凯格尔运动（Kegel exercise）是由美国凯格尔医师发明的，是一组关于盆底肌训练的运动，可强化盆底肌功能，改善尿失禁和脏器脱垂，提高性生活质量等。所有针对盆底的训练，其基础就是要正确掌握凯格尔运动。

（2）凯格尔运动前准备工作

1）排空膀胱 进行凯格尔运动前需要排空膀胱，否则训练时有可能会感到疼痛或者尿液漏出，甚至增加尿路感染的风险，反而减弱盆底肌肉功能。

2）感知盆底肌肉 方法包括：①主动咳嗽时感受会阴部位向外膨出的肌肉，此为盆底肌肉受到突然增加的腹压而出现的现象。②小便时突然中断尿流，然后放松，恢复尿流，这是盆底肌收缩与放松的结果。③将卫生棉条放至阴道内，主动收缩阴道周围肌肉，感受盆底肌群挤压卫生棉条。④利用镜子观察盆底肌群的收缩和放松，找到一个合适的体位，把镜子放在会阴部，主动收缩放松盆底肌群，观察会阴的收缩与放松情况。

3）放松体位 凯格尔运动关注盆底肌群，应避免其他肌肉的代偿，如腹肌、臀肌、大腿内收肌的收缩，所以在训练前要找到一个舒适放松的体位，如卧位、靠背坐位。

（3）正确进行凯格尔运动

1）快肌训练 收缩时间与放松时间为1∶2，不用刻意配合呼吸，自然呼吸即可，不限定训练体位，但避免膀胱充盈情况下锻炼。一般收缩2秒，放松4秒；收缩3秒，放松6秒；逐步进阶至收缩10秒，放松20秒。每天5~10分钟。

2）慢肌训练 双下肢置于墙面上，配合呼吸，配合摆位练习。胸腹联合呼吸，吸气时感觉自己在慢慢吸满园子的玫瑰花，胸腹全范围撑开，呼气时慢慢收缩盆底肌。反复练习，10次为一组，一天做2~3组。摆位如图3-5-1所示。

3）训练过程不能憋气，需要保持呼吸通畅，循序渐进。

4）重在坚持，建议坚持每天练习2~3次，每次10~15分钟。让凯格尔运动融入日常生活当中，走路、办公时间、休闲时间都可以进行。坚持12周后盆底肌肉会有明显的改善。

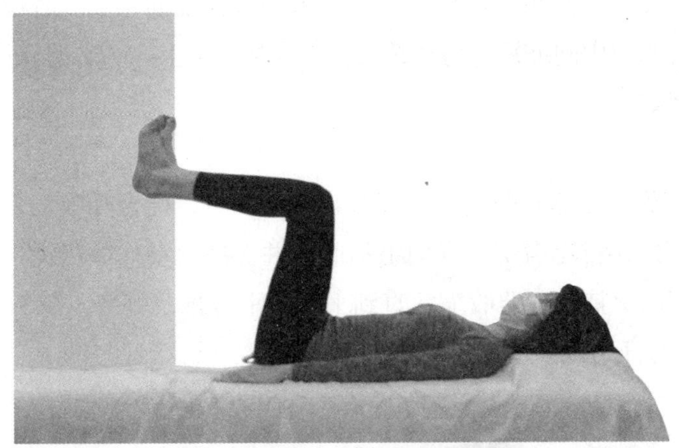

图3-5-1　凯格尔运动摆位

（4）凯格尔运动的适应证及禁忌证

1）适应证　产后女性或有多次妊娠史的女性；孕期女性；存在漏尿或轻微盆腔脏器脱垂者；希望自己盆底肌群更加紧实的女性。

2）禁忌证　阴道或直肠出血，包括月经期；盆腔感染急性期；手术后创伤未愈合；盆腔恶性肿瘤患者。

（5）凯格尔运动拓展知识

1）凯格尔运动训练应根据个体状况，有计划地进行，逐步增加强度，不能一味地认为做得越多越好。盆底肌群经过锻炼也需要休息，高强度不间歇的训练会导致盆底肌群疲劳、损伤，达不到强化肌力的效果。

2）随着年龄的增长、体重的增加，或存在慢性咳嗽等，盆底肌群会明显进一步变弱。所以不能有效果后就停止凯格尔运动，而是应将凯格尔运动训练融入日常生活，坚持锻炼，达到预防和治疗盆底功能障碍的效果。

3）仅靠凯格尔运动训练并不能完全满足个体化的需求。若盆底感知觉差、肌力差，始终不能正确感知盆底肌，或者凯格尔运动作用有限且见效慢，则需要增加物理治疗仪器辅助患者进行训练，如盆底生物反馈治疗仪、盆底肌神经肌肉电刺激等。除此，骨盆不正、腹直肌分离、核心肌群无力，也会对盆底肌的训练造成一定的影响，需要综合评估是否增加其他训练内容。

2. 盆底肌感知训练

（1）软体球训练　想象阴道里有一个软体球，吸气时软体球完整地撑开阴道；呼气时软体球被压缩干瘪，阴道紧紧握住它；以同样的想象锻炼尿道括约肌和肛门括约肌。每个部位练习4~6遍。

（2）橡皮筋练习　想象耻骨和尾骨间拉着一条橡皮筋，吸气时橡皮筋向前后被拉长，呼气时橡皮筋向中间缩短；想象左右坐骨之间拉着一条橡皮筋，吸气时橡皮筋向左右两边被拉长，呼气时橡皮筋向中间缩短。每项练习1~2分钟，直至熟练掌握。

3. 盆底肌强化训练

（1）慢肌强化训练

1）盆底桥式训练　屈膝屈髋，双脚打开与骨盆同宽，配合呼吸，呼气时将会阴向内收缩，同时将最底部的腰椎至臀部缓慢向上抬起，并保持此动作数秒钟，然后随呼气缓慢落回。重复循环，期间保持盆底肌收缩，直到平稳落下腰椎及臀部（图3–5–2）。盆底肌保持收缩时间可从5秒钟开始逐渐增加。

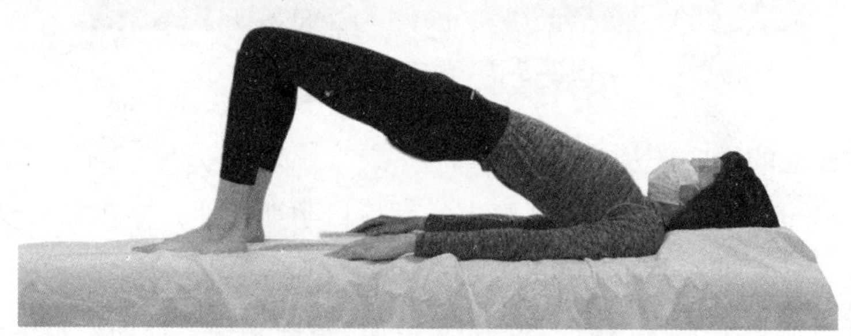

图3–5–2　盆底桥式训练

2）踏步训练　将双脚放在墙上，使髋部与双膝均呈直角，或个人感觉舒适的角度。骨盆下方放置一个紧实的练习垫。配合呼吸，平缓呼气时，收缩阴道，同时将骨盆向上抬高，此时轻轻将一侧脚跟压向墙壁，慢慢激活该侧盆底；然后换另一边。根据个人情况，完成20步、50步或100步，然后取平卧位，放松骨盆（图3–5–3）。

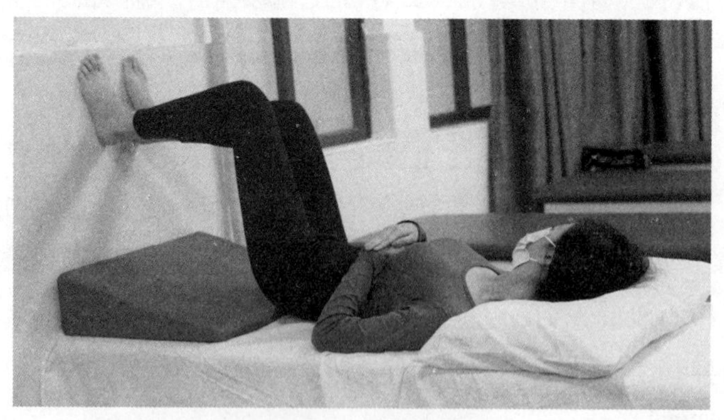

图3–5–3　踏步训练

3）阴道哑铃训练　根据盆底肌肉力量，选择适合的阴道哑铃重量，按照训练计划进行，循序渐进（图3–5–4）。

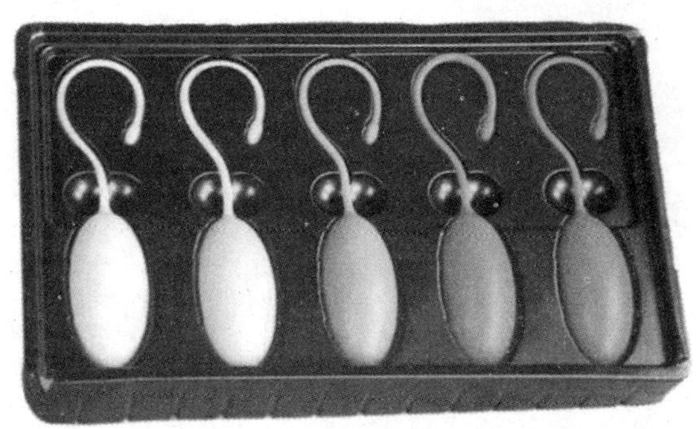

图3-5-4　阴道哑铃

（2）快肌强化训练

1）夹气球训练　双脚打开与肩同宽，放松全身，想象阴道里有一个气球，利用阴道肌肉快速做夹紧气球的动作，然后放松，重复5~10次；用同样的方法，分别通过尿道括约肌、肛门括约肌练习快速做夹紧气球的动作。在这个过程中，臀部肌群、腹部肌群、大腿肌群都保持放松状态，不参与盆底肌收缩的练习中。

此训练还可有其他变式。变式1：气球充气只有1/3，只需出一点力就可以夹扁气球。变式2：气球充气只有1/2，需要耗费一些力气才可以夹扁气球。变式3：气球充气百分百，必须用尽全力才能把气球夹扁。

2）咳嗽训练　主动咳嗽的同时，分别尝试让尿道口、阴道口、肛门其中之一完成闭合各5次。

（3）四点跪位　臀部后方放置瑜伽球，吸气时做好准备动作，呼气时缩紧盆底肌，同时臀部用力向后下抵抗瑜伽球，可配合发{s}音来稳定核心，直至盆底肌不能缩紧。回到起始位置，重复锻炼10次为一组，每天完成3~5组。

（4）深蹲、弹跳训练　可以徒手或负重训练，必须在盆底肌肉肌力4级以上才能进行此项训练，且量力而为，循序渐进。

4. 盆底肌放松拉伸训练　可采用婴儿式：四肢着地，臀部坐在脚后跟上，双臂保持向前拉伸，配合呼吸，拉伸整个躯干（图3-5-5）。期间应将注意力放在身体上，无杂念，配合一呼一吸放松身体和盆底肌。维持2~3分钟。

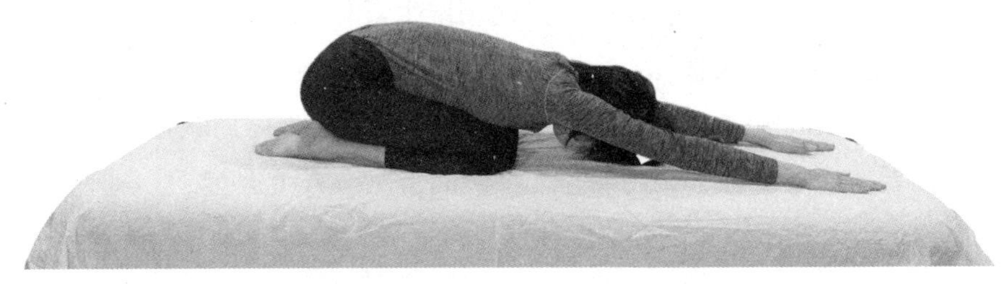

图3-5-5　盆底肌放松拉伸训练

（三）手术治疗

是否手术治疗，需要妇科医生进行相应评估与讨论后方可实施。

五、其他情况治疗

顺产过程可能伴随会阴侧切、阴道或会阴撕裂、剖宫产有创面等，产生切口或伤口，愈合过程容易发生粘连。粘连是身体手术、感染、炎症或外伤后修复过程时产生的胶原蛋白纤维带。这些愈合在身体外部表现是形成瘢痕，而在身体内部的一种表现是粘连。

若粘连引发原本不相连的内部组织间产生拉力并限制这些组织的移动性，就会产生并发症，如局部疼痛、感觉障碍、功能障碍。盆腔术后粘连，就有可能导致盆腔疼痛、盆底肌群力学改变所致的盆底肌松弛或过度紧张，继而发生漏尿、脏器脱垂、性交痛等。

（一）剖宫产瘢痕松解

1.手指抚摸法 局部涂抹润滑油，将食指置于瘢痕上部、中指置于瘢痕下部，沿一个方向缓慢滑动手指，然后沿瘢痕反方向滑动回到原处，重复2~3次。开始时轻柔用力，然后缓慢增加力度，深透肌肉，速度适中，切忌猛力，持续1~2分钟。直至感受手指下肌肉张力较前降低。过程中，应始终保持腹部肌肉放松。

2.“8”字法 局部涂抹润滑油，将食指和中指并拢一起，从瘢痕的一端开始，沿着瘢痕长轴画“8”字，然后顺着瘢痕反方向回到原处，持续1~2分钟，重复2~3次。开始时轻柔用力，然后缓慢增加力度，深透肌肉，速度适中，切忌猛力。

3.提捏法 从瘢痕的一侧开始，用双手拇指和食指捏住瘢痕，然后轻轻向上提拉，直至捏提完整条瘢痕，重复3~5遍，切忌猛力。

4.筋膜刀治疗 腹部及瘢痕处涂抹润滑油，利用筋膜刀对腹部及瘢痕处进行浅筋膜和深筋膜的梳理调整。

以上剖宫产瘢痕的处理方法需要在瘢痕已经愈合、无创面、无渗液的情况下方可进行。

（二）会阴瘢痕（侧切、撕裂）

如果在阴道检查中发现触痛、硬结，可使用维生素E、甘油等润滑剂轻柔按摩硬结处，缓慢地增加指尖的力度，持续按压1分钟；然后缓慢拉伸瘢痕挛缩带：进行横向拉伸和竖向拉伸交叉按摩，每次间隔20~30秒，按摩至挛缩带变柔或者疼痛减轻为止。

以上方法需要在瘢痕愈合、无创面、无渗液的情况下方可进行。

六、盆底康复健康宣教

（一）一级预防

防止盆底肌功能障碍的发生。开展"产前宣传、产前评估、产前锻炼、预防产伤"的健康教育。

（二）二级预防

防止产后盆底功能障碍的发展。早期（产后42天）开展盆底功能评估与锻炼。

（三）三级预防

防止盆底功能障碍加重。正确选择合理的治疗方案（生物反馈训练、电刺激、盆底运动等）恢复盆底功能，促进盆底康复，提高生活质量。

盆底功能障碍发生的可控风险包括吸烟、体重超重、慢性咳嗽、长期便秘、缺乏锻炼、糖尿病等。预防PFD可从以上方面进行日常生活宣教，如适当增加锻炼、减肥、戒烟等，并且鼓励女性长期坚持盆底运动训练。

七、小结

可由盆底表面肌电评估（Glazer评估）得出盆底功能障碍结论，从中指导康复治疗方案。

（一）松弛型盆底功能障碍

此型包括压力性尿失禁、阴道松弛、盆腔脏器脱垂、粪失禁等。

治疗方法包括：①电刺激，如神经肌肉电刺激、肌电触发电刺激；②生物反馈治疗；③主动训练，如呼吸模式调整、腹直肌分离修复、盆底运动训练；④生活习惯宣教。

（二）过度活动型盆底功能障碍

此型包括膀胱过度活动、急迫性尿失禁、性交痛、慢性盆腔疼痛、功能性便秘等。

治疗方法包括：①电刺激，如肌电触发电刺激；②生物反馈治疗；③主动训练，如腹式呼吸放松训练、筋膜球放松、盆底肌按摩、盆底运动训练；④生活习惯宣教。

（三）混合型盆底功能障碍

混合型PFD先解决盆底肌过度活动，待症状缓解后，再行松弛型盆底功能障碍治疗。

由其他评估方法获得的盆底功能障碍类型，根据评估结论，给予相应的训练或正确的生活指导。

知识链接

盆底表面肌电评估（Glazer评估）

Glazer盆底表面肌电评估为盆底肌肉活动的测量提供了一种标准表面肌电检测方案，也为盆底肌肉功能的诊断提供了可供参考的正常人群盆底表面肌电数据库。它是通过软件程序指导，对整个盆底肌的快、慢肌功能进行评估，系统展示了评估肌肉功能的指标。Glazer评估可以辅助诊断或鉴别诊断盆底功能障碍性疾病，有助于了解患者盆底功能恢复进展和效果评价。

盆底功能障碍性疾病的电生理诊断：盆底肌功能失调是引起盆底功能障碍性疾病的原因，盆底肌有三种功能状态，正常、活动减弱和活动过度。盆底肌肉活动减弱容易导致尿失禁、大便失禁、性快感缺失和性高潮障碍；肌肉过度活动与慢性疼痛、尿潴留和性交痛有关。

盆腔器官脱垂评估指示点和盆腔器官脱垂分度分别见表3-5-1和表3-5-2。

表3-5-1　盆腔器官脱垂评估指示点（POP-Q）

指示点	内容描述	范围
Aa	阴道前壁中线距尿道外口3cm处，相当于尿道膀胱沟处	-3~+3cm
Ba	阴道顶端或前穹窿到Aa点之间阴道前壁上段中的最远点	在无阴道脱垂时，此点位-3cm，在子宫切除术后阴道完全外翻时，此点将为+TVL
C	宫颈或子宫切除后阴道顶端所处的最远端	-TVL~+TVL
D	有宫颈时阴道后穹的位置，提示子宫骶骨韧带附着到近端宫颈后壁的水平	-TVL~+TVL
Ap	阴道后壁中线距离处女膜3cm处，Ap与Aa点相对应	-3~+3cm
Bp	阴道顶端或后穹窿到Ap点之间阴道后壁上段中的最远点，Bp与Ap点相对应	在无阴道脱垂时，此点位于-3cm，在子宫切除术后阴道完全外翻时，此点将为+TVL

表3-5-2　盆腔器官脱垂分度

分度	内容
0	无脱垂Aa、Ap、Ba、Bp均在3cm处，C、D两点在阴道总长度和阴道总长度-2cm之间，即C或D点量化值≤-（TVL-2）cm
Ⅰ	脱垂最远端在处女膜平面上>1cm，即量化值<-1cm
Ⅱ	脱垂最远端在处女膜平面上<1cm，即量化值>-1cm，但≤+1cm
Ⅲ	脱垂最远端在处女膜平面上>1cm，但<阴道长度-2cm，即量化值>+1cm，但<（TVL-2）cm
Ⅳ	下生殖道呈全长外翻，脱垂最远端即宫颈或阴道残端脱垂超过阴道总长-2cm，即量化值≥（TVL-2）cm

TVL：total vaginal length，阴道总长度

重点小结

重点小结

答案解析

目标检测

1. 以下与子宫脱垂的相关因素中，错误的是（　）

A. 产褥期过早劳作　　B. 分娩损伤

C. 初产妇不会发生　　D. 慢性咳嗽

E. 慢性负压增加

2. 正常女性膀胱容积（　）

A. 150~250ml　　B. 250~450ml

C. 250~500ml　　D. 350~450ml

E. 350~500ml

3. 盆底肌Ⅰ类（慢肌）肌纤维功能特点为（　）

A. 强直收缩，收缩时间长且持久，不易疲劳

B. 强直收缩，收缩时间短且持久，不易疲劳

C. 强直收缩，收缩时间长且不持久，易疲劳

D. 强直收缩，收缩时间短且不持久，易疲劳

E. 强直收缩，收缩时间短且持久，易疲劳

4. 关于压力性尿失禁症状，正确的是（　）

A. 上厕所时不自主溢尿　　B. 咳嗽打喷嚏不自主溢尿

C. 一直有不自主溢尿　　D. 手术后有溢尿

E. 尿急时有溢尿

5. 导致子宫脱垂的最主要原因是（　）

A. 分娩损伤　　B. 多产

C. 慢性咳嗽　　D. 产褥期过早劳作

E. 先天发育不良

任务六　产后腹直肌分离

PPT

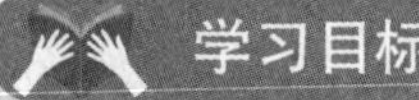

1. 掌握腹直肌分离的评定和腹直肌分离修复的方法。
2. 了解产后腹直肌分离的概念。

案例导学

小张，女，38岁，公司前台，二孩剖宫产，产后1年。主诉：肚子大，腹部脂肪堆积，便秘，腰背部疼痛。医生检查后，建议进行产后修复训练。

请思考　该产妇的训练方案是什么？如何指导产妇进行有效的训练？

一、概述

（一）腹部肌肉解剖结构

腹直肌位于腹前壁正中线两侧，被包埋于腹直肌鞘内，为上宽下窄的带状多腹肌，左右腹直肌内侧以腹白线相隔，自上而下被3~4个横行的腱划（致密结缔组织索）分隔。此肌起自耻骨联合上缘，止于第5~7肋软骨和胸骨剑突。

腹外斜肌位于腹前外侧部的浅层，为宽阔扁肌。此肌起自下位八根肋骨（第5~12肋骨）的外面，上中部肌束向内移行于腱膜，往前参与构成腹直肌鞘的前层，止于白线；后部肌束向下止于髂嵴前部。肌纤维方向由外上斜向前下方，由于它的肌纤维方向与大衣口袋相同，因此这块肌肉也称为“口袋肌”。

腹内斜肌位于腹外斜肌的深面，向上经胸腰筋膜、髂嵴、腹股沟韧带的外侧止于第10~12肋骨下缘，向前参与腹直肌鞘的组成，止于腹白线。肌纤维方向与腹外斜肌相反，肌纤维由后外下向前内上斜行（图3–6–1）。

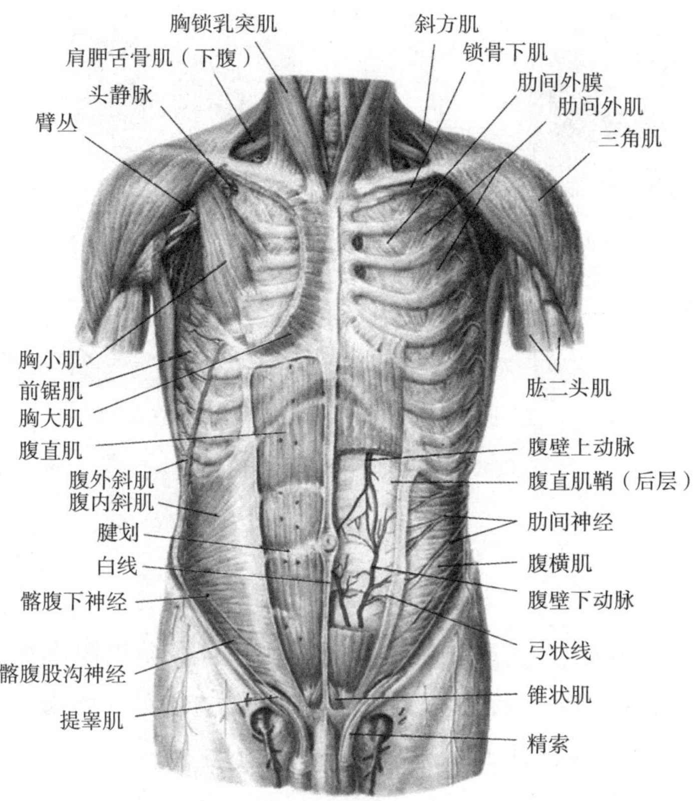

图3-6-1　腹部肌肉解剖位置示意图

腹横肌是腹部最深层的肌肉，自上而下起自第7~12肋软骨内面到胸腰筋膜前层、髂嵴以及腹股沟韧带的外侧。向前以腱膜的形式形成腹直肌鞘，止于腹白线。腹横肌常被称为“束腰带”，像束带一样包绕腹部，托住腹部，其松弛会导致内脏下垂、腹部向外扩张，腹部越来越松弛。

腹部肌肉构成腹腔壁，以保护腹腔脏器，主要起到维持腹压及脊柱和骨盆的稳定性与活动，并协助排便、呼吸作用。

（二）产后腹直肌分离

女性在妊娠时，随着胎儿的生长，子宫持续增大，腹白线被拉伸变薄，腹壁承受的压力也逐渐增大，使两侧腹直肌间距增大，从而出现不同程度的分离，腹部肌群的连续性、完整性被破坏，出现腹壁缺损的表现。当两侧腹直肌间距≥2cm时，这种现象称为腹直肌分离。而腹直肌分离不仅是腹直肌的分离，也包括腹部其他肌肉及腹白线的分离。

以肚脐为中心，3~4.5cm为半径，把腹直肌分为上腹、中腹和下腹；腹直肌分离类型包括上腹分离、中腹分离、下腹分离和全腹分离。

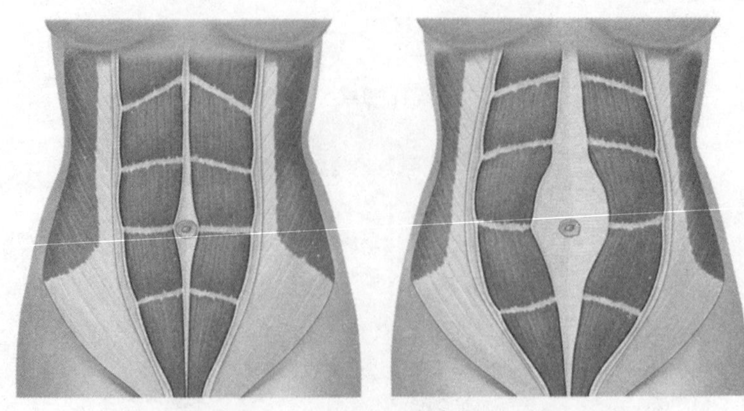

图3-6-2　产后腹直肌分离图谱

二、病因

产后腹直肌分离的产生，通常是由于妊娠期激素、结缔组织韧性改变、胎儿生长发育需要、腹压增高所致。多胎妊娠、多次妊娠、高龄孕（产）妇、胎儿过大、BMI指数较高人群、剖宫产术更易发生腹直肌分离。

三、临床特点及危害

（一）腹部隆起、脏器移位

腹直肌分离后腹部肌肉无法支托腹腔脏器，从而导致腹部隆起、松弛，内脏下垂，以及盆底松弛。产妇站立位时呈悬垂腹，平卧时皱褶较多。

（二）腰背痛、全身痛

腹直肌分离程度越大，腹部肌肉力量越弱，对躯干的承托力越小，下腰背部负担越大，越容易出现腰背痛。同时会出现骨盆疼痛、腰腿酸软无力，影响骨盆稳定性等。

（三）核心肌群肌力下降

核心肌群肌力下降，稳定性下降。呼吸模式改变，腹部力量减弱，导致迟缓性便秘。尿液不受控制地漏出，好发于生育后的女性。

（四）白线疝、脐疝

严重的腹直肌分离会导致脐疝，腹直肌分离程度越大时，白线疝、脐疝发生的可能性越大。

四、康复评估

腹直肌评估方法包括手指触诊法，皮尺/游标卡尺测量法、肌力评定以及超声成像法。应用最为广泛的为手指触诊法。

（一）自我检测方法

顺产产妇可在分娩48小时后进行此项检测；如果是剖宫产，或有会阴侧切、阴道撕裂伤的产妇，在产后42天由医生检查合格后，可进行此项检查。检测方法如下（图3-6-3）。

1.仰卧，膝盖弯曲，双腿分开与髋同宽，暴露腹部，身体处于放松状态。

2.产妇一手2~4指并拢，垂直置于腹部（脐、脐上4.5cm、脐下4.5cm，需测量不同部位）。

3.将头部逐渐抬起，用腹部发力，保持肩膀不要离地，胸部不要抬起。

4.当感觉到两侧腹肌向中间挤压手指时，感受腹部深沟的存在，并注意深沟中垂直插入手指的数量，测量两侧肌肉的距离。

正常人左右两侧腹直肌之间的距离不超过2指。当超过2指时，即为腹直肌分离。

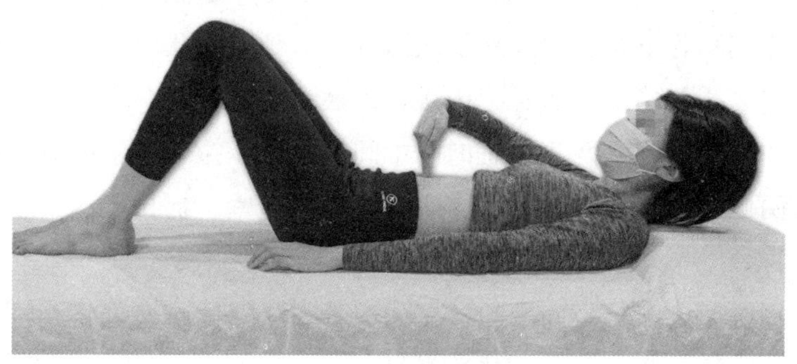

图3-6-3　腹直肌自我检测方法

（二）超声成像法

根据量化标准Gertrude M.Beer的定量分类方法，剑突下腹直肌间距>1.5cm、脐上3cm处间距>2.2cm或脐下2cm处间距>1.6cm，均属于腹直肌分离。

五、康复治疗

（一）手法治疗

1.徒手手法　嘱产妇仰卧位，全身放松。

（1）双手抚触按摩　检查者双手五指并拢，贴合受检者皮肤，分别横向、竖向轻柔抚触腹部皮肤，力度无需过大，持续1分钟，以达到松解腹部皮肤作用（图3-6-4）。

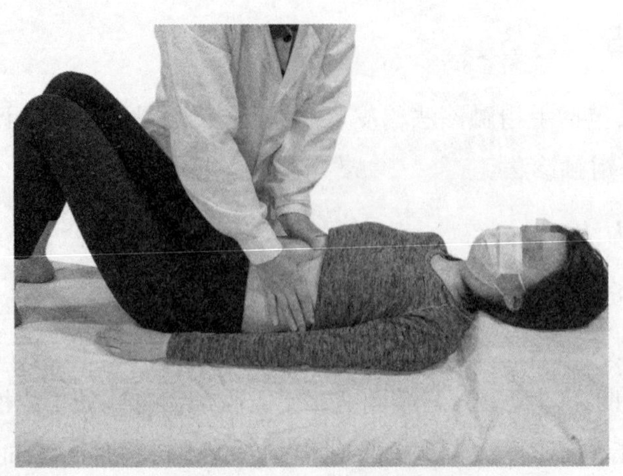

图3-6-4 双手抚触按摩

（2）旋转激活腹部肌群　双手手掌基本不离开腹部，以肚脐为圆心，沿顺时针方向旋转按摩10次；使力度深透，激活深层肌肉组织。

（3）米字形手法激活腹横肌、腹内/外斜肌　用较大力度推动腹部深层肌肉组织；腹内斜肌从髂嵴上缘到肋骨下缘；腹外斜肌从肋骨下缘到耻骨联合上方；腹横肌从髂嵴上缘与肋骨下缘中间到腹部中线；一侧重复10次，再换到对侧腹部。

（4）用虎口的力量将腰部两侧的肌肉向中间抓紧、提拉　两手虎口张开，在腹部呈对交叉状，用力从两侧腰部开始将腹部肌肉向腹部中线抓紧、提拉，尽量抓捏大部分腹部肌肉；重复10次。

（5）将腹部周围肌肉、筋膜向中间提拉　双手掌从一侧腰背部将胸腰筋膜从腰部一侧往腹部中线提拉；重复10次，一侧完成再做另一侧。

（6）用腕关节的力量，从背部中线将腰腹部肌肉向中间聚拢、晃动　双手拳起，腕关节相对，从背部中心将腰部肌肉向腹部中间用力相对，然后晃动，力度深透，尽量使出腕关节全部的力量；重复动作10次。

（7）手掌腹部中心振动放松　掌心正对腹部，胳膊保持笔直，用肩关节的力量晃动手掌，不宜使用太大的力量挤压腹部，避免造成产妇不适；此动作可起到松解腹部肌肉筋膜的作用。

2. 筋膜刀调整

（1）产妇取俯卧位，放松身体，治疗师使用筋膜刀调整胸腰筋膜，从浅层筋膜到深层筋膜逐一调整。

（2）产妇取仰卧位，放松身体，治疗师使用筋膜刀调整梳理腹部筋膜，对挛缩无力的腹直肌进行进一步的调整。

（二）呼吸训练

1. 自主腹式呼吸练习　取仰卧位，解开腰带，全身放松，膝盖弯曲，双腿分开与髋同宽，暴露腹部，身体处于放松状态。将双手放在腹部肚脐周围，吸气时，腹壁对抗双手的压力轻轻向上扩张；呼气时，腹壁下降（图3–6–5）。鼻吸气口呼气，一呼一吸为1次，注意在整个过程中尽量保持胸腔不动，保持呼吸节奏一致；重复5~10分钟为一次，每日做2~3次。

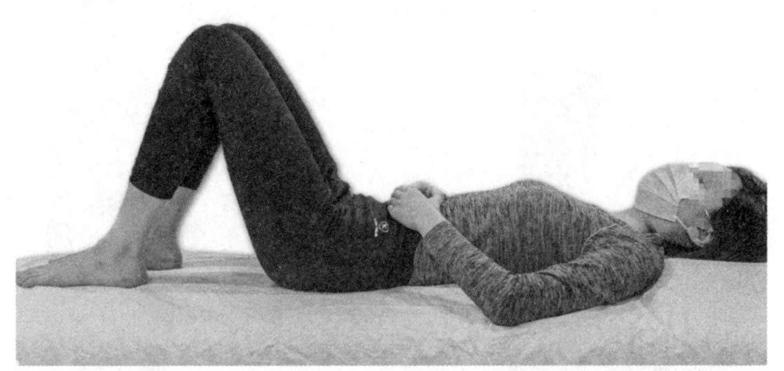

图3–6–5　自主腹式呼吸

2. 感知腹斜肌呼吸　取仰卧位，解开腰带，全身放松，膝盖弯曲，双腿分开与髋同宽，暴露腹部，身体处于放松状态。将双手放在腹部腹斜肌处。吸气时，腹壁对抗双手的压力轻轻向外扩张；呼气时，腹壁向内收缩。鼻吸气口呼气，一呼一吸为1次，呼气速度尽量慢，注意在整个过程中尽量保持胸腔不动，保持呼吸节奏一致；重复5~10分钟为一次，每日做2~3次。

3. 引导腹式呼吸　产妇由于腹部肌肉松弛无力，核心稳定性差，呼吸模式异常，需要治疗师对产妇进行引导。产妇取仰卧位，膝盖弯曲，双腿分开与髋同宽，暴露腹部，身体处于放松状态。治疗师将双手放在平脐水平，吸气时，诱导其吸气加深上下径；呼气末，给予挤压刺激。鼻吸气口呼气，一呼一吸为1次，呼气速度尽量慢，注意在整个过程中尽量保持胸腔不动，保持呼吸节奏一致；重复5~10分钟为一次，每日做2~3次（图3–6–6）。

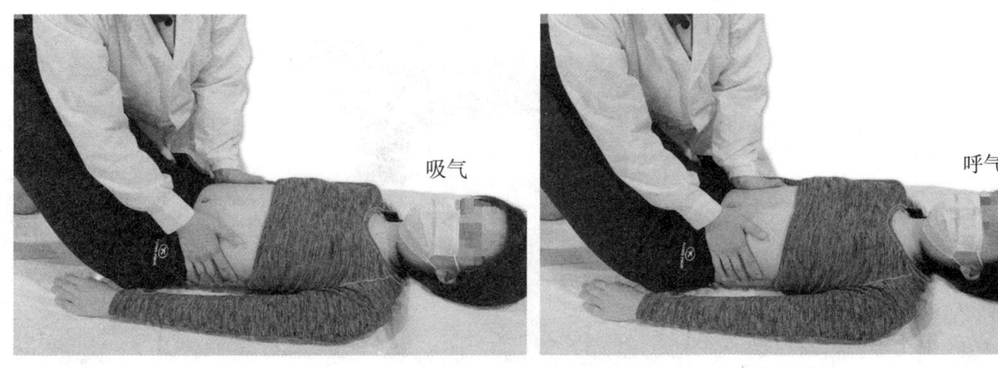

图3–6–6　引导腹式呼吸

4.坐位呼吸训练 盘腿坐位，臀下可垫弹性垫子，身体放松，有意识地延长呼吸时间。吸气时，小腹扩张，使骨盆前倾，盆底肌放松；呼气时，逐渐从小腹开始收缩，使骨盆后倾，缓慢收缩盆底肌。呼吸过程中，尽量将压力向腹壁传导，避免胸式呼吸。呼吸宜缓慢，感知腹部、盆底肌群的活动范围（图3–6–7）。

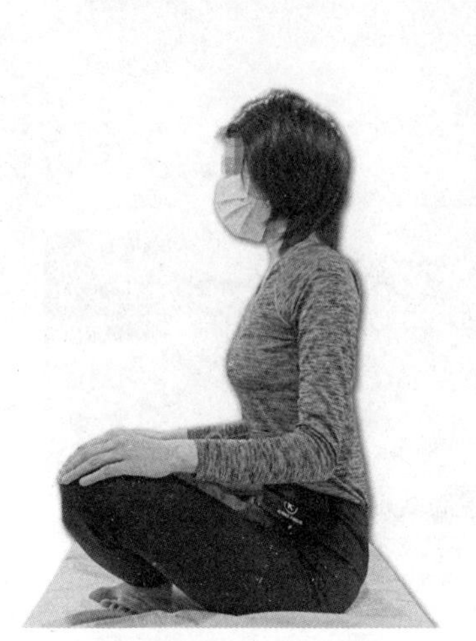

图3–6–7 坐位呼吸训练

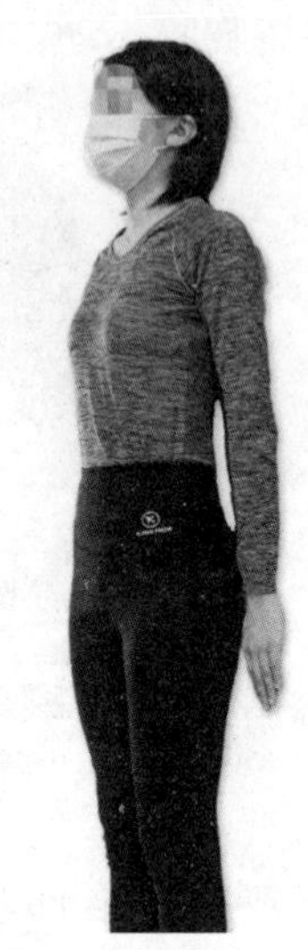

图3–6–8 站立位收腹

（三）运动训练

1.站立位收腹 挺直腰背紧靠在墙壁，双手掌向后紧贴墙面。吸气，放松腹部，腹部向四周扩张；呼气，收紧腹部。8~10次为一组，重复2~3组。注意，不要用手臂推墙，身体主动靠近墙壁，尽可能地收腹，想象腹部肌肉向肚脐进行年轮状收缩（图3–6–8）。

2.四点跪位收腹 取四点跪姿，肩、腕、膝、髋四组关节保持垂直，脊柱保持中立位。吸气，小腹放松，呼气时缓慢内收，采用鼻吸口呼形式。8~10次为一组，重复2~3组（图3–6–9）。

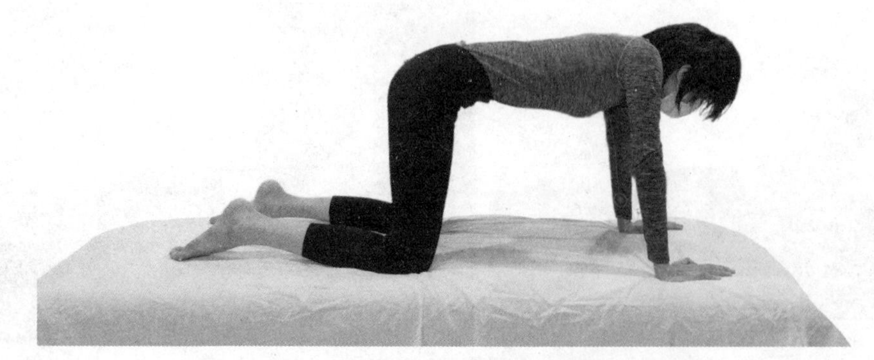

图3–6–9 四点跪位收腹

3. 四点跪位伸腿　在四点跪位的基础上使髋后伸，先左腿向后伸，然后把腿收回。重复5~10次为一组，每次做2~3组。一侧做完，换另一侧腿。期间注意保持身体中立位，骨盆不要旋斜，不要塌腰，不要驼背（图3-6-10）。

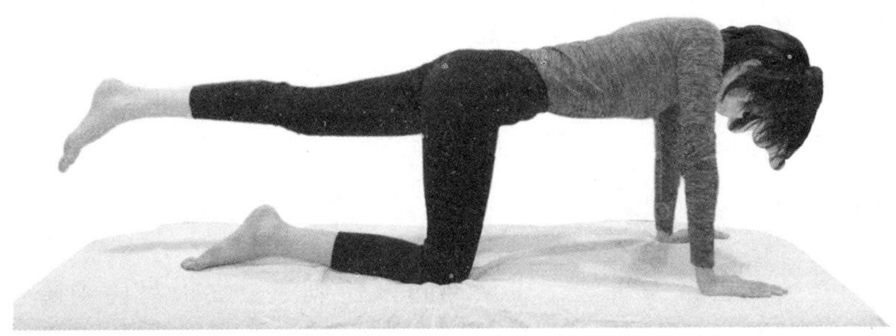

图3-6-10　四点跪位伸腿

4. 腹直肌肌力训练　产妇取仰卧位，手臂伸直举起，与地面呈90°，屈膝抬腿，大腿与地面呈90°。产妇呼气时，上肢、下肢向肚脐方向施力，同时由治疗师提供阻力。产妇保持上下肢和身体平衡、不晃动，保持10秒（图3-6-11）。

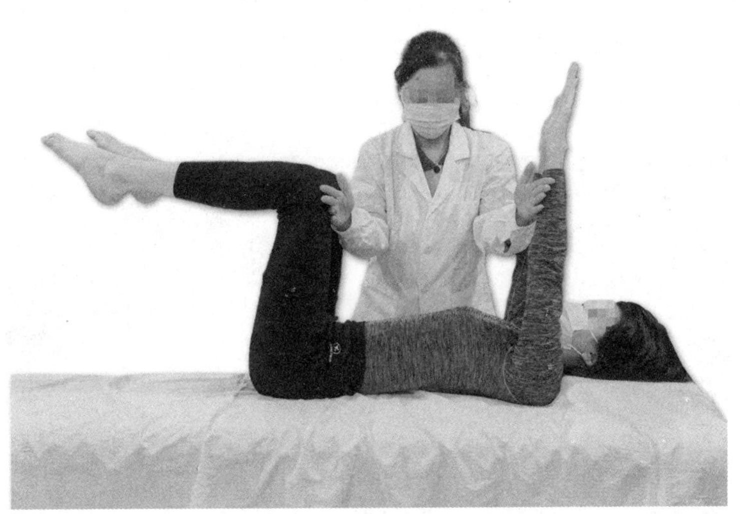

图3-6-11　腹直肌肌力训练

5. 其他常用运动　臀桥、凯格尔运动、蚌式开合等都是适合腹直肌分离产妇的运动，在运动过程中，强调动作的正确性，并配合有效的呼吸，多采用鼻吸气口呼气的方式，感知核心肌群和盆底肌群在此过程中的作用。

（四）物理因子治疗

1. 神经肌肉电刺激　使腹部肌肉持续被动收缩，提高肌肉组织的兴奋性，唤醒因怀孕分娩而受损的腹部肌肉，使分离的肌群恢复正常。电刺激可促进血液循环和淋巴循环，加速肌肉纤维的修复。电极片可放置于脐周腹直肌处，时间、强度适中，以不引起产妇疼痛为宜。

2.肌电生物反馈疗法 对腹部肌群进行刺激，可以将产妇腹部肌群的收缩可视化，使产妇对肌肉活动获得自我控制能力，促进感觉反馈，唤醒因受损而功能暂停的肌肉本体感觉器。刺激腹部及盆底肌肉，强化核心肌群，使核心稳定性增强，从而改善腹直肌分状况。

（五）中医康复治疗

中医一般采用针灸配合按摩手法，主要通过穴位刺激，促进身体新陈代谢，减少脂肪堆积，恢复肌肉、筋膜弹性和紧张度。腹直肌分离的常用穴位有中脘、下脘、气海、关元、中极、天枢、足三里、三阴交、肾俞等穴位。除了进行针灸、按摩治疗外，亦可进行温针灸、艾灸疗法，具有温通经络、行气活血的作用，能调整人体紊乱的生理生化功能。

（六）其他辅助疗法

1.肌内效贴 主要用于治疗关节和肌肉的疼痛。以脐周为锚，进行类似“X”形粘贴（图3-6-12）。可促进锚所在位置的血液循环及新陈代谢，达到止痛的效果；贴布尾向脐周弹性回缩，巩固上述疗效。

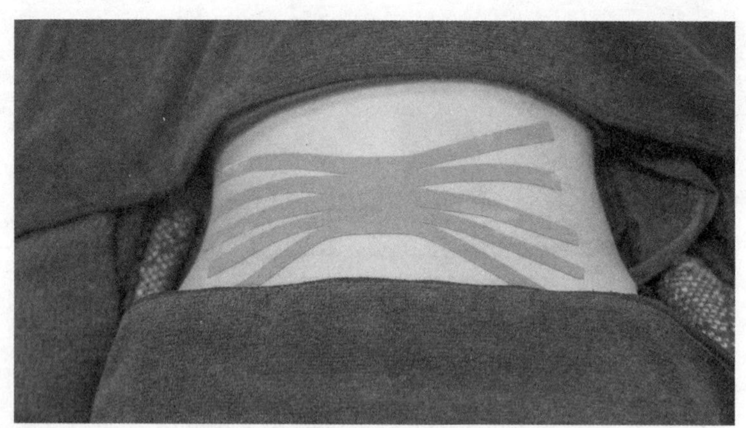

图3-6-12 肌内效贴

六、腹直肌分离的注意事项

很多产妇在知道自己有腹直肌分离后，首先想到是练习腹肌。卷腹是腹部练习的常见动作，但产妇作为特殊人群，卷腹练习被列为禁止行为。在腹直肌分离的情况下，除了禁止卷腹外，以下情况也需要注意。

1. 运动方面　禁止仰卧起坐、剧烈运动；禁止大幅度的后弯或扭转；禁止任何让腹部突出或在腹部施加压力的运动；禁止高冲击性的运动，如跳绳、跑步等。长时间参与会增加腹压、屏住呼吸、高难度的活动都会增加腹白线的负荷，使得腹直肌分离加重。在日常活动过程中，吸气时避免憋气，呼气时进行运动动作，且在用力时应轻轻缓慢长呼气。

2. 日常生活方面　避免搬运、提重物，核心力量、稳定性不足时，需憋气用力；避免便秘，如厕时禁止屏气用力。憋气搬运重物、屏气排便均会增加腹压，进一步增加腹白线的负荷，使腹直肌的分离更严重，也会增加盆底肌和盆底区域结缔组织的负荷，造成盆底区域的弱化。

3. 束腹带的使用　束腹带不宜长时间佩戴，一般在剖宫产产后1~2周内使用，给予腹部适当的支撑。束腹带佩戴时间过长，也会导致腹肌的薄弱，不利于腹部平坦。

七、腹直肌分离的预防

1. 孕期进行身体护理，均衡营养，适当增加膳食纤维来预防便秘。整个孕期增重不宜超过11~14kg，多喝水。

2. 进行适当的运动或做轻便的家务。坚持呼吸训练和盆底肌训练，学习如何在孕期和分娩时合理使用核心肌群的力量。产后可在床上进行踝泵运动、翻身、缩肛运动，循序渐进地进行运动。在需要用力气时，呼气，注意呼气幅度与活动强度相匹配，轻轻地缓慢呼气；吸气过程中避免屏气。

3. 运用良好的身体力学机制来预防腹压的增加，腹压的增加会引起腹直肌的进一步分离。避免弯腰驼背、扭转背部，避免只弯腰膝盖绷直式抱起婴幼儿。活动过程中，强调放低重心，靠近物体，运用正确地方式进行动作预防身体疼痛。

八、小结

产后腹直肌分离不仅是腹直肌的分离，还包括腹部其他肌肉及其共同连接点腹白线的分离。国内修复黄金期是产后42天至6个月，理想期是1年内，有效期>1年，强调在产后就可以进行行为干预，包括均衡健康饮食、调整呼吸模式、唤醒本体感觉，恢复腹部及骨盆组织的基础张力，使腹部、胸腰筋膜松解，从而恢复腹部肌群的肌力及作用，优化身体姿势。

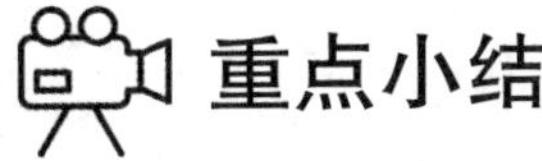

重点小结

目标检测

答案解析

1. 关于腹直肌分离的描述，错误的是（　）

A. 可能造成腹部膨隆，体态臃肿

B. 可能造成腰部疼痛

C. 可能造成脐疝

D. 可能造成脏器移位

E. 可以修身塑形

2. 关于腹直肌分离自查结果，正确的是（　）

A. 2指以内是正常

B. 1指以上是异常

C. 2~3指需要手术

D. 不管多少指，都是需要手术

E. 1指以内通过运动改善不了

3. 下列对腹直肌分离康复治疗中，低频电刺激疗法的电流强度指标的描述，不正确的是（　）

A. 引起肌肉震颤，使肌肉收缩

B. 有舒适的刺麻感，不引起疼痛

C. 达到能耐受的最大水平

D. 有轻微的疼痛，但能耐受

E. 达到剧烈的疼痛感

4. 腹直肌分离的类型包括（　）

A. 全分离

B. 上分离

C. 下分离

D. 中间分离

E. 以上答案均正确

5. 腹直肌分离产生的原因是（　）

A. 多产

B. 多胎妊娠

C. 胎儿过大

D. 腹肌本身薄弱

E. 以上答案均正确

任务七　耻骨联合分离症

PPT

学习目标

1. 熟练掌握耻骨联合分离症的诊断标准。
2. 掌握耻骨联合分离症的治疗方法，制定个性化锻炼方案。
3. 了解导致耻骨联合分离症的原因。

案例导学

小丘，女，36岁，已婚，于2个月前单胎顺产，近日感觉小腹远端与会阴交界处有剧痛感，走路、翻身、上下台阶均有疼痛，经休息后痛感未得到缓解，反而越来越严重，无法屈伸腿、抬腿、翻身及行走，各方面生活都受到极大影响。经体格检查发现，耻骨联合处压痛明显，骨盆分离挤压试验阳性，髂腰肌有刺痛，右侧髋骨相对左侧旋前，骨盆关节错位；X线检查，耻骨联合间隙宽约16mm。初步诊断为“耻骨联合分离症”。

请思考　该患者的训练方案是什么？如何指导患者进行有效的训练？

一、概述

耻骨位于骨盆前方，左右各一，两者之间由韧带和纤维软骨组织连结，此区域即为耻骨联合。正常情况下，耻骨联合在坚硬韧带的保护下，可以承受重达230kg的张力。由于受到孕期内分泌激素的影响，耻骨联合周围的韧带变得松弛，在外力的作用下，耻骨联合距离增宽，甚至发生上下移位，出现局部疼痛和（或）下肢抬举困难等功能障碍的软组织损伤性疾病，即为耻骨联合分离症。

二、病因

（一）孕期激素分泌过多

妊娠期孕酮和松弛素分泌过多，导致耻骨联合韧带过度松弛、韧带张力异常，使分娩时两侧骶髂关节及耻骨联合易发生分离。

（二）产妇自身骨性产道构造的变异

耻骨联合分离的发生可能与产妇自身骨性产道构造的变异有关，例如耻骨间纤维软骨的连结、真骨盆构造以及骨盆倾斜度、骨盆轴线的不正常变化等。有学者认为，耻骨联合关节的病理性薄弱是该病的根本病因。

（三）分娩期异常因素的影响

分娩时产程过长、胎头过大、产妇用力方式不恰当或姿势不规范，抑或产妇腰骶部受寒等多种因素，造成分娩时或产后盆底肌的收缩力失衡，使骶髂关节软骨面发生错位，影响耻骨联合面恢复至正常位置。

（四）异常用力的影响

产妇分娩时因情绪紧张或难以忍受分娩痛而用力过猛，致使耻骨韧带损伤；阴道助产时使用产钳前牵拉不当，致使骶髂关节发生细微移位，耻骨联合位置在产后仍不能恢复到正常位置，形成产后耻骨联合分离症。

三、诊断标准

（一）骨盆挤压试验

受检者取仰卧位，检查者将两手分别放于髂骨翼两侧，两手同时向中线挤压，如果出现疼痛，则为阳性。

（二）骨盆分离试验

受检者取仰卧位，检查者两手分别置于两侧髂前上棘部，两手同时向外推按髂骨翼，使之向两侧分开，出现疼痛，则为阳性。

（三）影像学检查

正常人体耻骨联合间隙为4~6mm，孕期在激素的影响下可增宽2~3mm，若产妇X线片见耻骨联合间距离明显增宽，如超过10mm，一般可确诊耻骨联合分离症。

四、康复治疗

（一）保守治疗

1. 纠正姿势，保持良好位置 若产妇疼痛剧烈，应卧床休息，睡硬板床，可采取侧卧位和仰卧位，定时翻身；同时，避免跨坐、弯腰下蹲、低头抱婴哺乳等不良姿势。

2. 使用骨盆纠正带 专业的骨盆纠正带具有的弹性能够起到向内收紧分离骨盆的作用，从而保护耻骨联合、缓解疼痛，因此骨盆矫正带被认为是骨盆快速恢复的有效措施。它的结构结合人体工程学，可最科学、最大化地矫正和恢复骨盆功能，使用起来也比较简单方便、安全有效，对产后骨盆矫正、恢复具有良好作用。

3. 电刺激疗法

（1）红外线疗法　将治疗仪放在耻骨联合上方照射治疗，每次30分钟，每天1~2次。有助于局部水肿的消除，改善血液循环，加速损伤愈合，并可缓解疼痛。注意调整好红外灯与皮肤的距离，一般为30~50cm，防止发生烫伤（图3-7-1）。

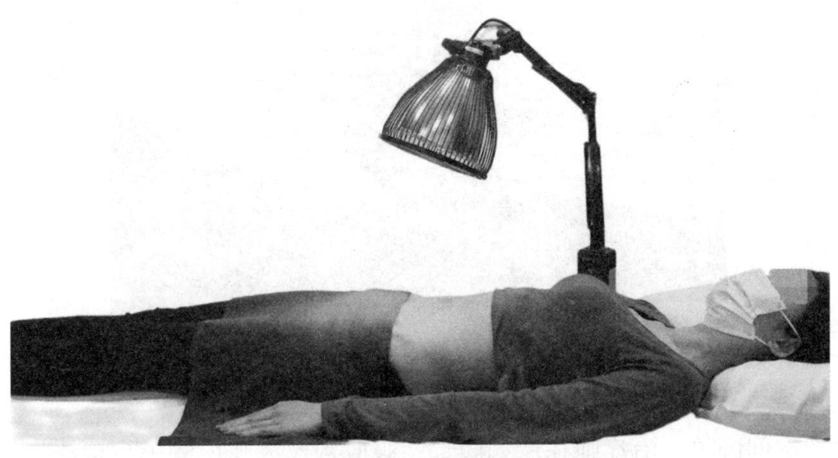

图3-7-1　红外线疗法

（2）经皮电神经刺激疗法　电极片采用并置法分别贴在耻骨联合两侧腹股沟处和骶骨两侧，每侧贴一片，每次15分钟，每天1~2次；经皮电神经刺激疗法可以缓解周围组织充血水肿的状态、提高痛阈，从而起到镇痛的效果。

（3）超短波疗法　电极片采用对置法分别放于耻骨联合和骶部，强度采用微热量，治疗时间为每次15分钟，每天1次；可有效缓解疼痛（图3-7-2）。

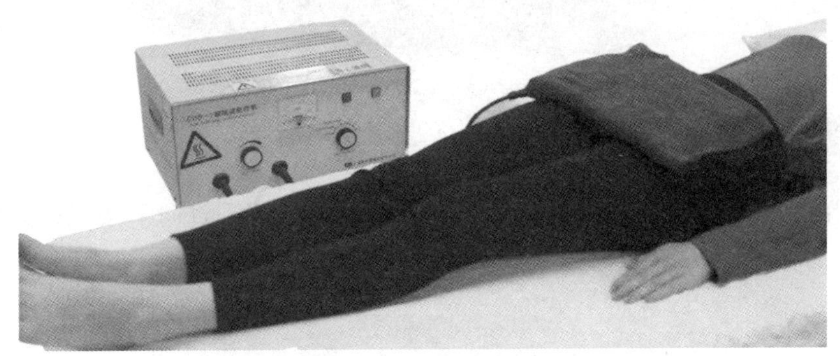

图3-7-2　超短波疗法

4. 推拿疗法　按摩时间每次一般为30~40分钟，每日或隔日按摩1次，7次为1疗程。

（1）放松局部肌肉。患者取俯卧位，治疗师站于产妇患侧，在骶髂及腰臀部用㨰法或按法治疗，配合按揉八髎、环跳、大肠俞、关元等穴位，以及下肢用后伸扳法；手法宜轻柔、循序渐进（图3-7-3）。

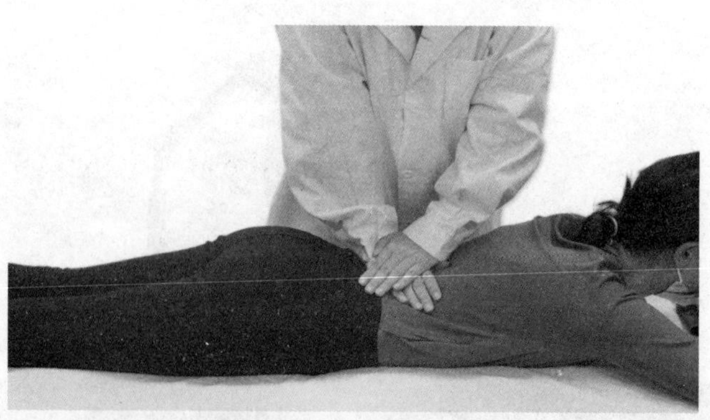

图3-7-3　腰骶部按摩

（2）患者取仰卧位，治疗师在产妇腹部、腹股沟及大腿内侧施行擦法、揉法等手法，待肌痉挛解除后，适当弹拨肌腹并点按足三里、阳陵泉、血海、太冲、气海等穴位；以酸痛为度，同时嘱产妇在无痛范围内做髋关节外展、内旋、外旋运动（图3-7-4）。

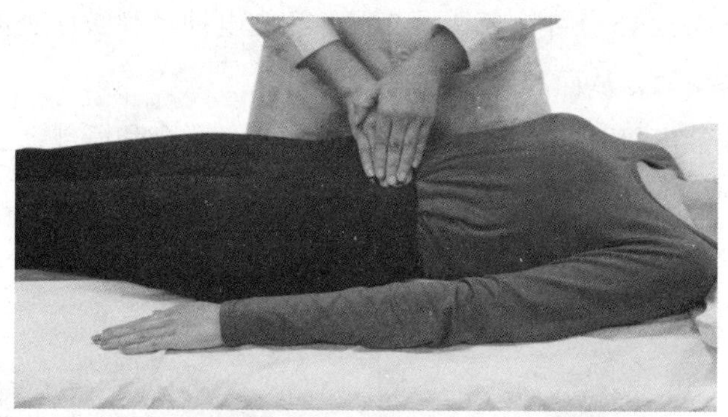

图3-7-4　腹部按摩

（3）患者取侧卧位，治疗师肘关节放至其髂前上棘部垂直向下按压；力度宜轻柔和（图3-7-5）。

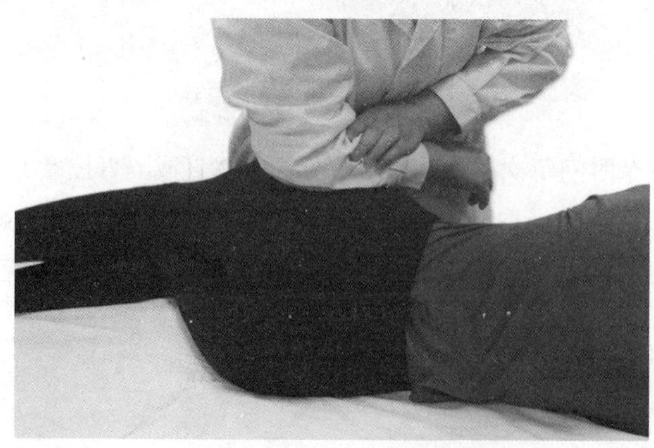

图3-7-5　髂前上棘垂直按压

5.运动训练

（1）桥式运动　患者取仰卧位，双手平放于体侧，屈髋屈膝，双足平放于床面，在双膝间放置20cm瑜伽球，患者利用双下肢内收肌的力量夹紧瑜伽球，同时嘱患者收紧臀部使骨盆抬离床面至与大腿成一直线，维持10秒；重复该动作10次（图3–7–6）。进阶动作：患者一侧腿屈髋屈膝撑床，另外一侧腿抬起做单桥运动。

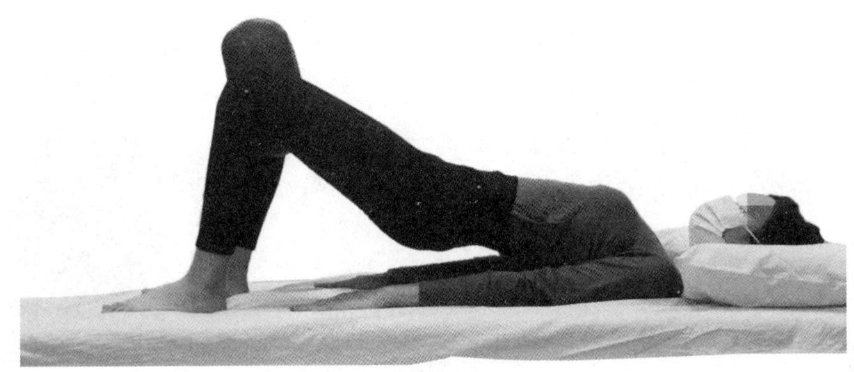

图3–7–6　桥式运动

（2）蚌式开合运动　患者取侧卧位，屈髋屈膝，吸气时打开膝关节，同时保持两侧足跟贴紧；呼气时，合上膝关节；重复该动作10次（图3–7–7）。

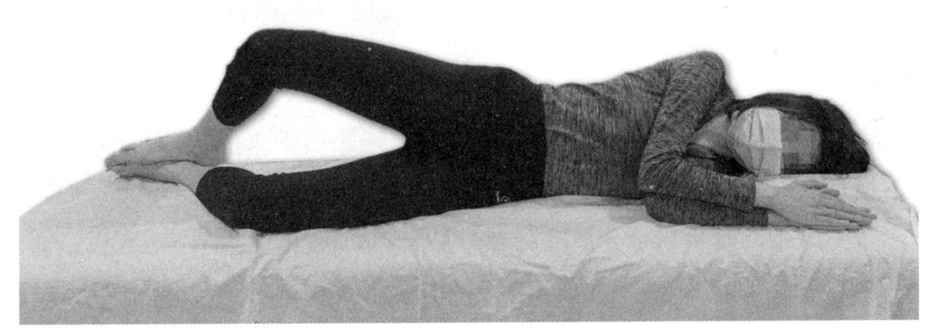

图3–7–7　蚌式开合运动

（3）猫式伸展动作　患者取手膝跪位，双手双脚分开与肩同宽，吸气时，骨盆向下凹，胸部和臀部抬起，肘关节伸直向下压，头部抬起眼睛望向前方；呼气时，整个背部向上提起，头下垂眼睛望向大腿。重复该动作10次。

（4）侧边抬腿训练　患者取侧卧位，下方手肩关节外展肘关节屈曲撑起上半身，上方手放于胸前；上方腿屈髋屈膝跨过下方腿，下方腿伸直。吸气时，抬高下方腿并维持3~5秒，随后放下；单侧做10次，左右侧交替训练（图3–7–8）。

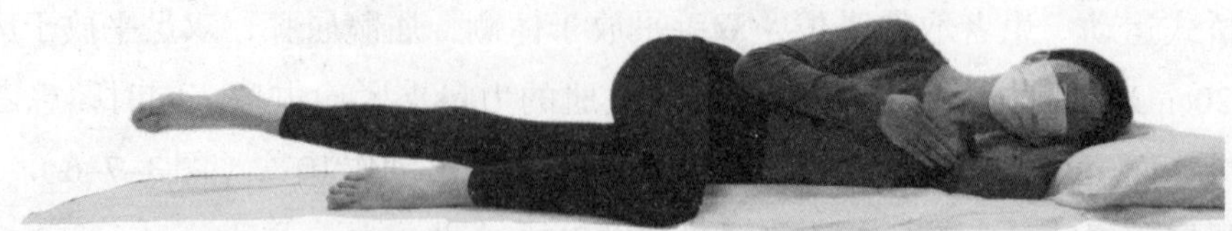

图3-7-8　侧边抬腿训练

（5）耻骨联合调整　患者仰卧位，双手平放于体侧，屈髋屈膝，双足平放于床面，治疗师双手分别放置在患者膝关节内侧向外侧施加阻力，同时嘱患者对抗阻力向内收缩用力，维持10秒；重复该动作10次，休息60秒。治疗师将双手放在患者膝关节外侧向内施加阻力，同时嘱患者抵抗阻力向外打开膝关节，维持10秒；重复该动作10次（图3-7-9）。

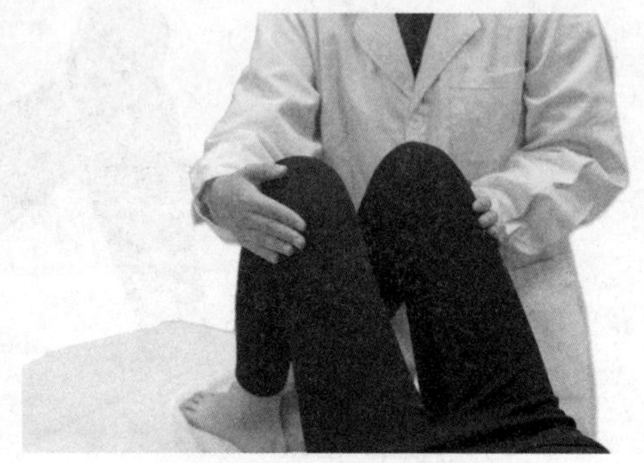

图3-7-9　耻骨联合调整

（二）手术治疗

如果患者耻骨联合间隙超过 30mm，或患者出现持续性疼痛或功能障碍，可考虑手术治疗。

五、小结

目前，产后耻骨联合分离症是比较常见的由于妊娠所带来的疾病，孕期子宫的增大、胎儿重量的增加及雌激素、孕激素、松弛素的变化等多个因素，都会导致产妇发生耻骨联合分离。多数不严重的耻骨联合分离症会在产后自愈，但个别比较严重患者，需经系统的训练，才能获得明显的改善。因此，我们应该给予患者积极的信号，鼓励患者主动训练，保持良好的心情，尽早恢复健康。

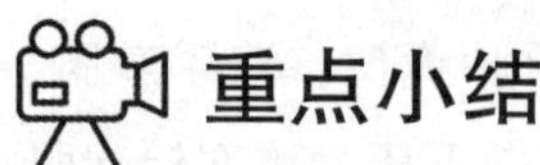

重点小结

目标检测

答案解析

1. 耻骨联合间隙超过多少定义为耻骨联合分离症（　）

A. 5mm　　B. 5~6mm

C. 7~8mm　　D. 8~9mm

E. >10mm

2. 耻骨分离的主要表现不包括（　）

A. 产后局部疼痛　　B. 孕期自觉耻骨处钝痛，症状逐渐加重

C. 产时、产后耻骨处无剧烈疼痛　　D. 无法完成下蹲等动作

E. 严重者伴有鸭步走或卧床不能行走

3. 耻骨联合分离、耻骨痛的危害是不包括（　）

A. 重者翻身、下床困难　　B. 耻骨、大腿根等疼痛

C. 无法完成独立行走　　D. 不影响胯部、大屁股等体型变化

E. 子宫下垂、阴道松弛

4. 连结两侧耻骨联合之间的软骨是（　）

A. 纤维软骨　　B. 关节囊

C. 关节面软骨　　D. 弹性软骨

E. 透明软骨

5. 可用于改善产妇耻骨联合分离症的方法有（　）

A. 桥式运动　　B. 经皮电神经刺激疗法

C. 蚌式开合运动　　D. 推拿按摩

E. 以上均是

任务八　产后腰痛

PPT

学习目标

1. 掌握产后腰痛的治疗方案和预防措施。
2. 熟悉产后腰痛的原因。
3. 了解产后腰痛的概念。

案例导学

小谢，女，33岁，家庭主妇，二孩顺产，产后1年。主诉：腰背肌肉酸痛两月余。患者于1年前顺产，近2个月因受凉和劳累而渐感腰部肌肉酸痛不适，日渐加重，活动受限，曾自行热敷腰部，症状缓解，但反复发作，遂前来接受诊治。现症见：腰部酸痛不适，喜温喜按，后仰弯腰动作受限，劳累后加重，伴腰膝冷痛，舌质淡胖，苔薄白，脉沉迟。医生检查后，综合考虑为肾虚寒邪内侵之产后腰痛。

请思考 该患者的治疗方案是什么？如何指导患者进行有效的预防？

一、概述

产后腰痛是妇女产后常见病之一，其发生率为30%~80%，主要表现为背部、腰骶部和臀部疼痛酸胀，可伴有活动功能障碍，若治疗不及时，往往会反复发作，部分产妇可能因此造成情绪焦虑、紧张，导致产后乳汁减少等，严重影响产妇的身体健康和生活质量。

二、病因

（一）妊娠期腰椎过度前凸

妊娠期，腰椎过度前凸，引起脊柱和椎体的韧带松弛，肌肉韧带结构改变、弹性降低，对腰部提供的支持保护作用减弱，故引起疼痛。

（二）产后劳累和肌肉、韧带松弛

产后没有得到足够的休息，经常弯腰劳作或受凉，导致腰部肌肉损伤进一步加重，可引起腰部疼痛；剖宫产或分娩时组织韧带损伤，盆底肌肉、韧带松弛，或发生子宫、阴道壁脱垂，引起小腹下坠感，进而诱发腰部酸痛。产后哺乳姿势不当，使腰部肌肉处于紧张状态中，也可造成腰肌劳损而引起腰痛。

（三）妊娠期激素波动和缺钙

在怀孕期间，激素改变引起韧带松弛，使脊柱失稳、脊柱生理性弯曲改变及组织功能紊乱，导致腰部疼痛。分娩后，骨盆内的组织不能立刻恢复，侧腹部的肌肉弹性减弱，疼痛反射到腰部，可能引起腰痛。同时，在怀孕期间及出生后母乳喂养会消耗母体内的钙，产妇骨组织处于缺钙状态，故容易引起关节疼痛。

（四）术前麻醉

接受剖宫产手术的妇女，手术期间和手术后使用的麻醉药物及麻醉方式可能与腰痛有关。麻醉穿刺时，由于孕妇体位限制，椎间隙不能很好地暴露，若穿刺点偏离中线，直接或间接刺伤神经根，则会引起腰骶痛。

（五）既往病史

产前已有骨骼、肾脏、妇科等方面的疾病所致腰痛者，产后疼痛可能会加重；既往多胎妊娠或多次流产者，导致慢性盆腔反射性疼痛，引起腰痛。

三、临床表现

（一）腰部疼痛

长期反复发作性腰骶部疼痛，呈钝性酸痛或胀痛，时轻时重，迁延难愈。休息、适当活动或经常改变体位姿势，可使症状减轻；劳累、长时间固定于某一体位、阴雨天气或感受风寒湿，则症状加重。

（二）腰部活动

患者腰部活动基本正常，可有一定程度的活动受限，但一般无明显障碍，有时有牵掣不适感。不耐久坐或久立，不能胜任弯腰工作，弯腰稍久则直立困难。常喜双手捶击腰骶部，以减缓疼痛不适。

（三）压痛

患者腰部及腰骶部有较广泛压痛，常触及结节状而引发明显的疼痛，局部肌肉紧张或有皮肤肥厚感。

四、康复评定

（一）脊柱功能评定

1.腰椎活动　正常腰椎可沿冠状轴做屈伸运动，沿矢状轴做侧屈运动，沿纵轴做侧旋运动。腰椎的活动除与腰椎的结构有关外，还与年龄、性别、体重等因素有关。一般正常情况下，腰椎活动度如下：屈40°，伸30°，左右侧屈30°，左右侧旋各30°。腰痛的患者通常有不同程度的腰椎活动受限。

2.肌力测定　腰痛的患者常伴有腰肌及髂肌肌力减弱，当神经根或马尾神经受压迫时，可表现为下肢肌力减弱。准确的肌力测定有助于了解患者的功能状况，并对疗效进行评定。

（1）腰椎生理曲度的检查：腰痛患者常因腰椎旁肌肉的急慢性病变、腰椎结构破坏或退行性改变等因素而导致腰椎生理曲度改变，常见的有腰椎生理弯曲减小或后凸畸形、腰椎前凸增加、腰椎侧弯等。

（2）脊柱稳定性评定。

（二）日常生活活动能力的评定

日常生活活动是指一个人为了满足日常生活的需要每天所必须进行的活动。日常生活活动能力的评定（如Barthel指数评定量表）包括进食、洗澡、修饰、穿衣、大便控制、小便控制、如厕、床椅转移、平地行走、上下楼梯等。

五、康复治疗

（一）病因治疗

寻找腰痛原因，并予以纠正，指导患者形成正确的职业姿势，纠正不良体位。

（二）物理治疗

采用红外线疗法（图3-8-1）、超短波疗法、磁疗、热水浴等治疗方法，增加血流量，解除肌肉痉挛，减缓疼痛。每次治疗20分钟，每日1次，10次为一疗程。

1.超短波治疗 将电极置于下腰部及下腹部，温热量，每次治疗20分钟，每日1次，10次为一疗程。

2.中频电疗法 将电极置于下腰部及患侧小腿后面，治疗强度以患者能够耐受为度，每次治疗20分钟，每日1次，10次为一疗程。

3.超声波治疗 在下腰部及患腿后侧，采用接触移动法，0.8~1.5W/cm²，每次治疗10分钟，每日1次，10次为一疗程。

4.红外线治疗 照射下腰部及患腿后外侧，以患者有温热舒适感为宜，每次治疗30分钟，每日1次，10次为一疗程。

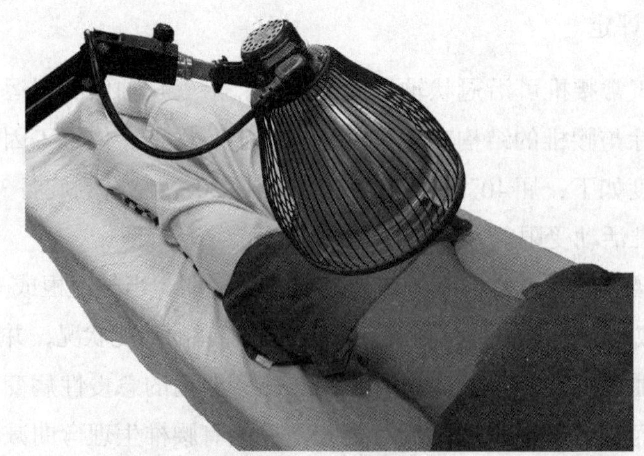

图3-8-1 红外线疗法

（三）推拿

推拿治疗产后腰痛有良好的临床疗效，若消除不良姿势、超负荷劳动及风寒湿邪等因素，治疗的效果更明显。

1. 基本操作　患者取俯卧位，治疗师立于一侧，先用掌根沿脊柱两侧自上而下推5遍，使局部微红。再用拇指或肘部按揉5分钟，最后拍击患者腰部两侧骶棘肌，以透热为度。

2. 整脊疗法　以腰骶部治疗为主，由上至下纠正腰椎、骨盆关节紊乱，恢复脊柱、骨盆正常解剖结构。采用腰椎旋转定位扳法，治疗师以左（右）手拇指顶住患椎偏歪的棘突，用力向对侧推按，以拨正偏歪棘突；右（左）手扶持患者躯体，使脊柱逐渐屈曲，并在向棘突偏歪一侧侧弯的情况下做顺时针或逆时针方向旋转。两手协同动作，推按一手先捺定顶住患椎棘突，在旋转至最后几度时用力推按，偏歪棘突复位时指下可扪及弹跳感（图3-8-2）。

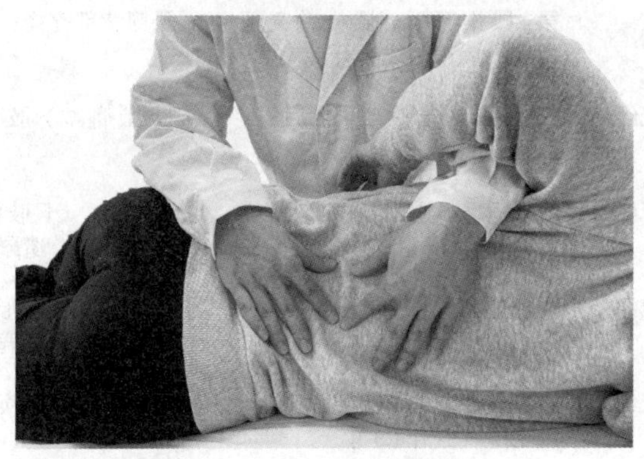

图3-8-2　整脊疗法

3. 骨盆治疗　采用侧卧斜扳法，患者患侧卧位，患肢伸直，健肢屈曲，治疗师立于其前面，一手掌置于健肩前部，以固定患者上身，另一肘部压于髋后方，嘱患者上身向后旋转，待转到最大限度时，治疗师两手协同做对抗用力，此时可听到“咔嚓”声，即提示复位成功（图3-8-3）。

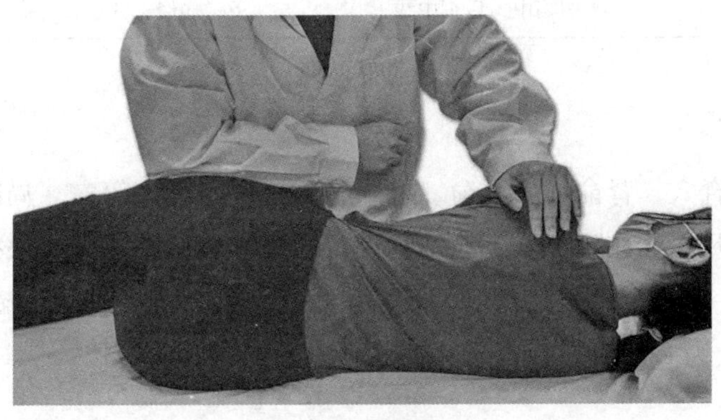

图3-8-3　骨盆治疗

（四）针灸

针灸治疗产后腰痛，一般以疏通经络、补益肾气为治疗原则，常取足太阳膀胱经、督脉经穴为主，以腰阳关、大肠俞、秩边、委中、肾俞（表3-8-1）为主穴。选择卧位，常规皮肤消毒后，毫针刺入腰阳关、大肠俞、秩边、委中、肾俞，使针体与皮肤成90°角，针刺深度为0.5~1寸。各穴均施以捻转补法。留针30分钟，且留针期间行针1~2次。连续治疗10次，每日1次。

表3-8-1　腰背部保养常用腧穴

穴位名称	归经	定位	应用
腰阳关	督脉	腰部，当后正中线上，第4腰椎棘突下凹陷中	①腰骶疼痛、下肢萎痹、腰骶神经痛、坐骨神经痛；②月经不调、赤白带下、盆腔炎
腰夹脊穴	经外奇穴	第1腰椎至第五腰椎棘突下两侧，后正中线旁开0.5寸	①腰腹背部疼痛；②下肢疼痛、麻木
秩边	足太阳膀胱经	在骶区，横平第4骶后孔，骶正中嵴旁开3寸	①腰骶痛、下肢痿痹；②小便不利、便秘、痔疾
委中	足太阳膀胱经	在膝后区，腘横纹中点	①腰背痛、下肢痿痹；②腹痛、急性吐泻；③小便不利、遗尿
肾俞	足太阳膀胱经	在脊柱区，第2腰椎棘突下，后正中线旁开1.5寸	①腰背膝酸痛、形体憔悴；②月经不调、带下等生殖泌尿系统病症
气海俞	足太阳膀胱经	在脊柱区，第3腰椎棘突下，后正中线旁开1.5寸	①腰痛、下肢瘫痪；②月经不调、痛经
大肠俞	足太阳膀胱经	在脊柱区，第4腰椎棘突下，后正中线旁开1.5寸	①腰腿痛；②腹胀、腹泻、便秘
腰眼	经外奇穴	在腰部，当第4腰椎棘突下，旁开约3.5寸凹陷中	①痛症：腰背痛、腹痛；②尿频、遗尿
关元俞	足太阳膀胱经	在脊柱区，第5腰椎棘突下，后正中线旁开1.5寸	①痛症：腰背痛；②腹胀、泄泻、痢疾
命门	督脉	在脊柱区，第2腰椎棘突下凹陷中，后正中线上	①腰脊强痛、下肢痿痹；②月经不调、赤白带下、痛经；③小腹冷痛、腹泻

（五）拔罐疗法

取双侧腰部夹脊穴、肾俞、大肠俞、腰眼、阿是穴、委中等穴。局部常规清洁后，采用二次拔罐法：用凡士林在腰部及下肢治疗部位涂抹，然后采用闪火法拔火罐，第一次留罐时间为10分钟，起罐后稍休息1~2分钟后，再进行第二次拔罐，留罐10分钟（图3-8-4）。隔日1次，6次为一疗程。

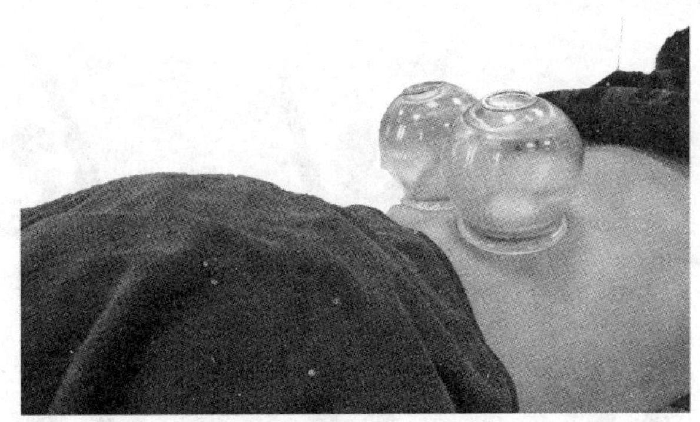

图3-8-4　拔罐疗法

（六）腰肌功能锻炼

1.仰卧位锻炼法　以枕部、双肘和足跟支撑床面，胸腹部和臀部抬起，停留数秒钟后放松（图3-8-5）。反复操作10次。

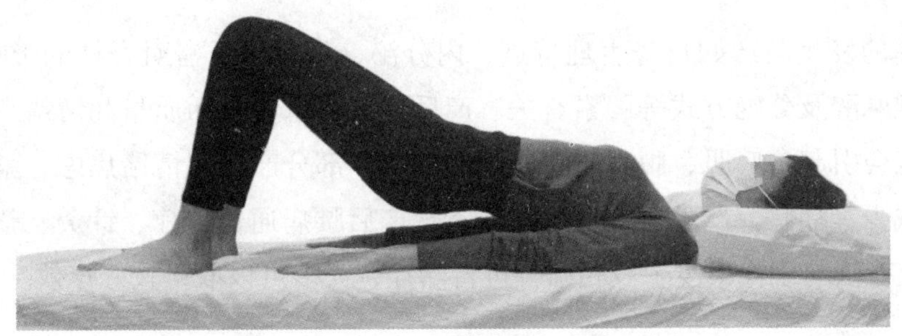

图3-8-5　仰卧位锻炼法

2.俯卧位锻炼法　以腹部支撑床面，双上肢和双下肢后伸，头及胸部尽量后仰，停留数秒钟后放松（图3-8-6）。反复操作5次。

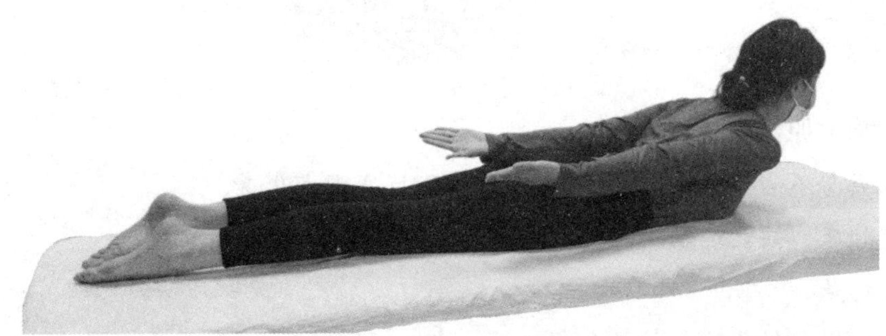

图3-8-6　俯卧位锻炼法

3.站立位锻炼法　双足分开与肩同宽，躯干做前屈、后伸、侧屈、旋转动作，每个动作停留数秒（图3-8-7）。反复操作5次。

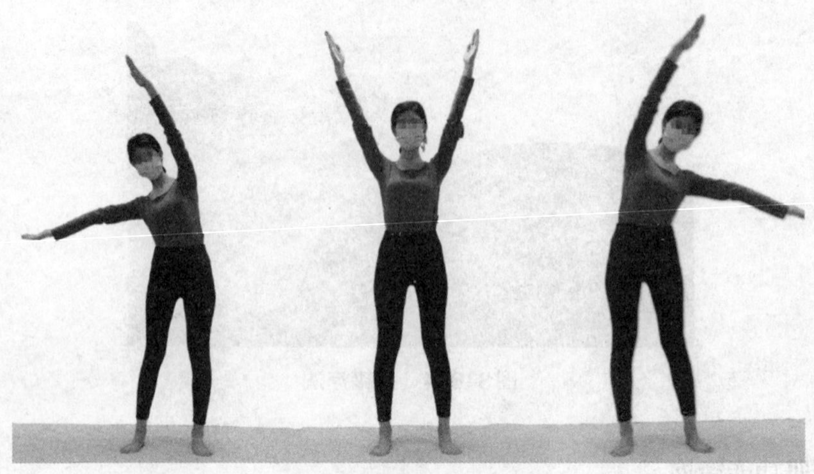

图3-8-7　站立位锻炼法

六、小结

产后腰痛的发生与产妇自身生理特点、内分泌、增大的子宫对脊柱的影响因素有关，亦可能与脊椎麻醉及分娩方式等因素有关。产后腰痛对患者生活质量和情绪产生极大的影响，进而可能会引起盆底肌、腹直肌功能恢复不良，部分产妇因情绪焦虑、紧张可能会出现产后乳汁减少等症状，严重影响其生活质量。产后腰痛通过理疗、针灸、整脊疗法、运动疗法等传统疗法与现代康复手段相结合进行治疗，大多可以取得较好疗效。

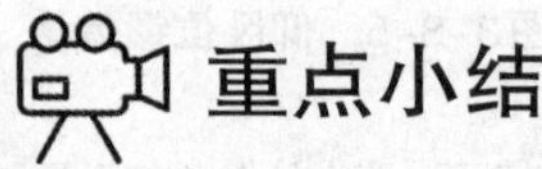

重点小结

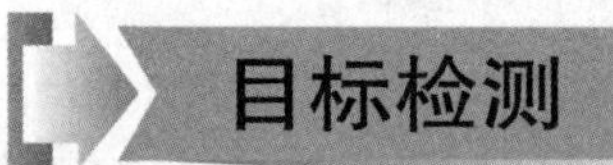

答案解析

1. 产后腰痛的原因包括（　）

A. 哺乳姿势不当　　B. 风寒湿邪侵袭

C. 长期卧床，缺乏运动　　D. 劳累过度

E. 以上均是

2. 产后腰痛针刺的常用穴位不包括（　）

A. 肾俞　　B. 大肠俞

C. 脾俞　　D. 委中

E. 命门

3.产后腰痛的常见处理措施不包括（　）

A.艾灸　　B.冷敷

C.整脊　　D.红外线治疗

E.拔罐

4.产后腰痛的临床表现不包括（　）

A.酸痛　　B.牵掣感

C.强直感　　D.胀痛

E.烧灼感

5.产后腰痛功能训练操作不包括（　）

A.俯卧位锻炼　　B.站立位锻炼

C.前屈后仰锻炼　　D.倒走

E.仰卧位锻炼

任务九　骨盆前倾

PPT

学习目标

1.掌握骨盆前倾的评估；产后骨盆前倾的纠正方法。

2.了解骨盆前倾的概念。

案例导学

小张，女，38岁。孕2产2，于1年前顺产生育二孩。现症见小腹突出，腰部疼痛半年，平躺困难，膝关节疼痛。行脊柱全长X线片提示：腰椎前凸曲度增加。

请思考　该产妇考虑为哪种疾病？如何进行有效的治疗操作？

一、概述

骨盆是由骶骨、尾骨和左右两侧的髂骨连接而成的完整骨环（图3-9-1）。髂骨与骶骨形成骶髂关节，分居骶骨两侧，前方为耻骨联合。骨盆包含坚硬韧带，如髂腰韧带、骶结节韧带、骶棘韧带等；其作用为支持体重，承托和保护盆腔的脏器。

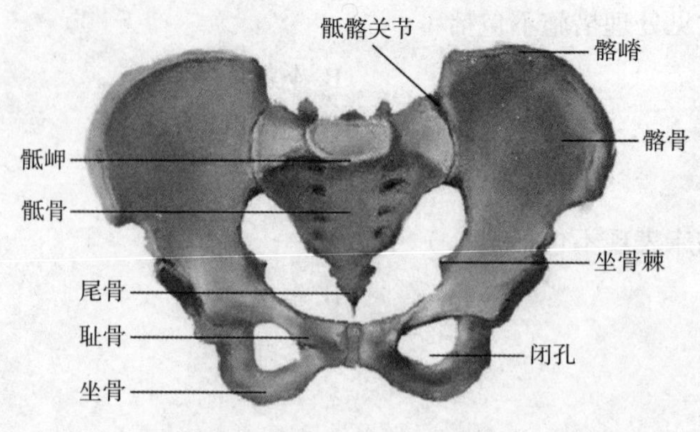

图3-9-1　骨盆模型

骨盆前倾是指髂骨在骶髂关节处前旋的一种状态，是人体常见的异常形态。表现为腹部前顶，臀部后凸。骨盆前倾使得腰椎向前凸，骶椎向后凸，脊柱的生理弯曲度变大，从而增加颈、肩、背、膝关节的压力，引起颈肩背及膝部的疼痛。

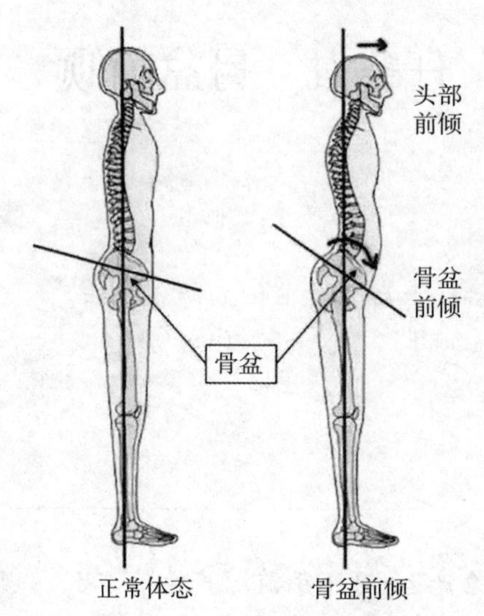

图3-9-2　骨盆前倾示意图

二、病因

（一）先天性前倾

先天性前倾，主要是因为胎儿在母体内胎位不当，导致骨盆先天性前倾，因病理期长，治愈有一定的难度。

（二）孕期姿势代偿

随着胎儿在宫内的成长，体重增加，孕妇身体重心前移，髂腰肌紧张缩短，使得骨盆前倾。

（三）长期姿势不良

长期伏案工作，导致髂腰肌缩短，臀肌萎缩，久而久之导致肌肉的力量、长度失衡，髂腰肌拉动骨盆向前旋转。

（四）扁平足

长期的扁平足会让人体重力发生变化，使身体的中心由正常的骨骼位置转移到腰椎水平，身体则代偿性地转动骨盆的位置以维持平衡。

（五）穿高跟鞋

女性穿高跟鞋可改变骨盆的倾斜度，使腰大肌过于牵张，最终导致腰椎曲度变大，致使发生结构性改变。

（六）锻炼不当

长期的锻炼不当或缺乏锻炼，躯体核心肌群的力量不平衡，就会导致人体重心偏移而出现代偿性姿势，造成骨盆前倾。

三、康复评定

评估骨盆前倾的方法一般有以下几种。

1. 治疗师找到受检者的髂前上棘和髂后上棘，做一条直线，同时以髂后上棘为基准，做一条平行于水平面的直线，测量髂前上棘、髂后上棘的连线与水平线的夹角，正常值为0~15°，超过15°为骨盆前倾。

2. 治疗师以受检者的髂前上棘和耻骨联合做一条直线。受检者取站立位，从侧面观察，在矢状面上，髂前上棘与耻骨联合应该在同一条直线上。若髂前上棘在耻骨联合的前方，为骨盆前倾。

3. 找一面墙，受检者背对墙壁，保持头部、肩膀、臀部、小腿、足跟紧贴墙面，若腰后方和墙壁之间能插入一个手掌的厚度，则骨盆位置正常；若能塞入一个拳头的高度，则有骨盆前倾。值得注意的是，本方法对于臀部特别翘的人有一定的干扰且不是特别精准，仅作为一种初步评估的方法。

四、康复治疗

骨盆前倾可出现髋部屈肌过紧或僵硬、腹部肌肉力量过弱、下背部肌肉过紧或僵硬、臀部和腘绳肌的肌肉力量过弱，为此，可放松屈髋肌群以及背部肌群，加强腹部肌群以及臀部肌群、腘绳肌，具体方法如下。

（一）放松屈髋肌群

屈髋肌群包括髂腰肌、股直肌、缝匠肌、阔筋膜张肌等。

1.髂腰肌放松 主要方法如下（图3-9-3）。

（1）方法一 髂腰肌紧张侧（左侧为例）。患者取俯卧位，髋后伸至最大范围，治疗师站其左侧，左手固定在髂后上棘，防止其骨盆旋转，右手掌心从靠近膝关节上端的下方穿过固定至对侧腿，嘱产妇用力往上抬，然后放松，重复3次，再给予向下的阻力，嘱其保持5秒，为一组。重复做3组。

（2）方法二 髂腰肌紧张侧（左侧为例）。患者取仰卧位，髋外展至膝关节离开治疗床，膝关节屈曲90°。治疗师站其左侧，以一侧下肢卡住患者左侧膝盖，并嘱其勾治疗师的小腿外侧，右手放置于其膝关节上缘，给予阻力，左手置于对侧髂前上棘予以固定。让其左侧腿用力屈髋，保持5秒，放松，进一步屈髋外展并抗阻；重复此动作3次。

（3）方法三 双腿跪在瑜伽垫上，双手叉腰，其中一侧腿往前跨，注意膝关节不要超过脚尖，然后把身体压低，持续15~30秒；换另一侧腿，重复上述动作。左右交替为1组，可重复3~5组。

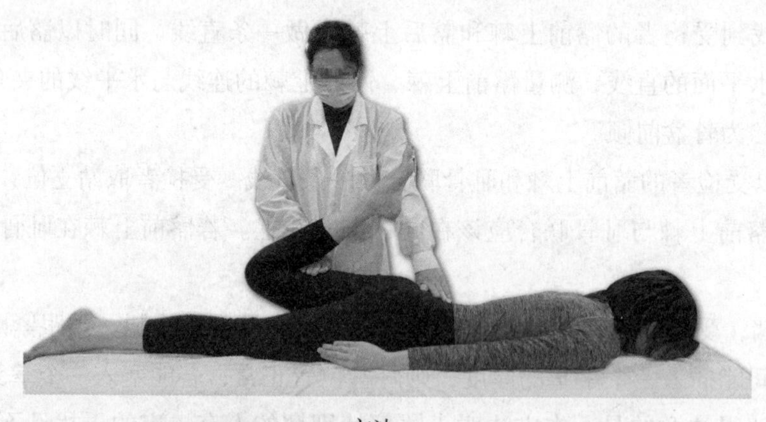

方法一

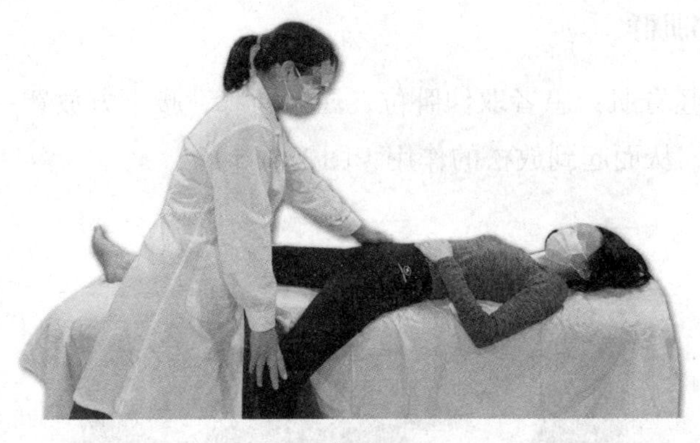

方法二

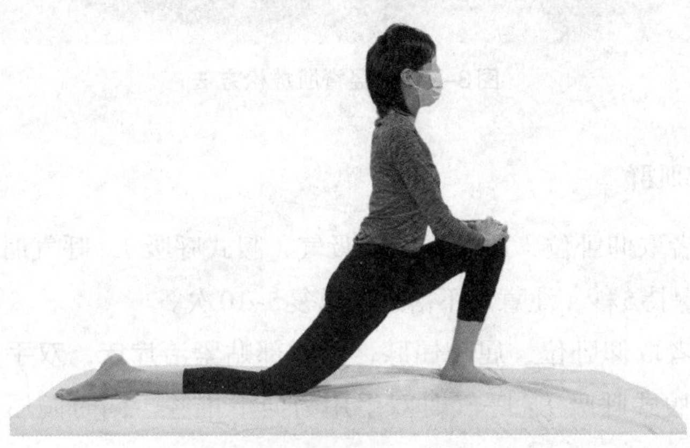

方法三

图3-9-3　髂腰肌放松方法

2.放松阔筋膜张肌　阔筋膜张肌紧张侧（左侧为例）。患者取右侧卧位，左侧髋后伸，离开治疗床。治疗师站立患者左侧，左手固定其髂后上棘，右手放置其膝关节上方（髂胫束）并下压给予阻力，嘱患者用力往上抬腿，保持5秒。归位后，进一步髋后伸下压抬腿。重复3次（图3-9-4）。

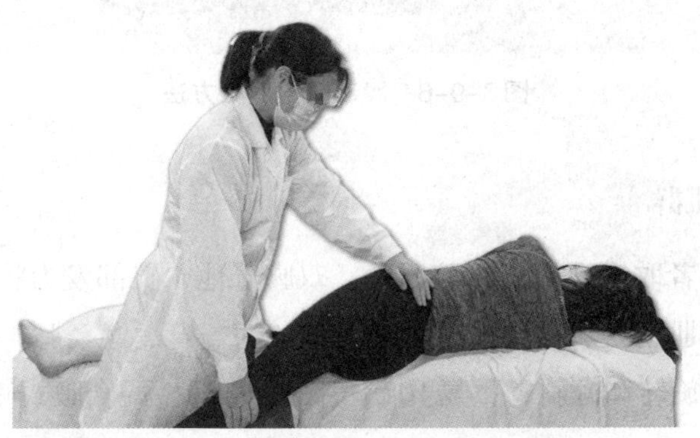

图3-9-4　阔筋膜张肌放松方法

（二）放松下背部肌群

下背部主要放松竖脊肌：患者取仰卧位，屈髋屈膝，腰下方放置一泡沫滚筒，利用滚筒来滚揉腰部的肌肉，从而起到放松的作用（图3-9-5）。

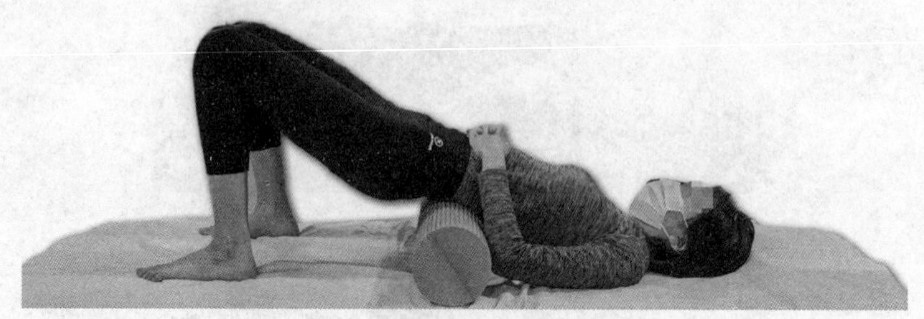

图3-9-5　竖脊肌放松方法

（三）加强腹部肌群

1. 方法一　患者取仰卧位，屈髋屈膝，吸气（腹式呼吸），呼气时进一步向屈膝，至腰部贴紧治疗床，保持5秒，注意足不落地。重复5~10次。

2. 方法二　患者取仰卧位，屈髋屈膝，至腰部贴紧治疗床，双手伸直放置膝关节上缘，抬头。吸气（腹式呼吸），呼气时双手用力向下推膝，同时髋屈曲进行对抗。重复5~10次（图3-9-6）。

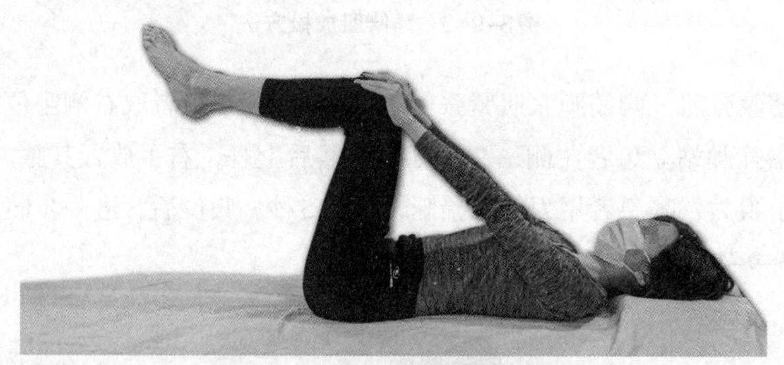

图3-9-6　腹部肌群放松方法

（四）加强臀部肌群

1. 臀桥训练　患者取仰卧位，屈髋屈膝。双脚着地，臀部发力将身体向上撑起，收下颌，保持腹部和臀部肌肉处于紧张状态，使身体（肩、背、髋、膝）呈一条直线，保持25秒，注意骨盆不要有旋转和倾斜；重复10次（图3-9-7）。配合腹式呼吸效果更佳。

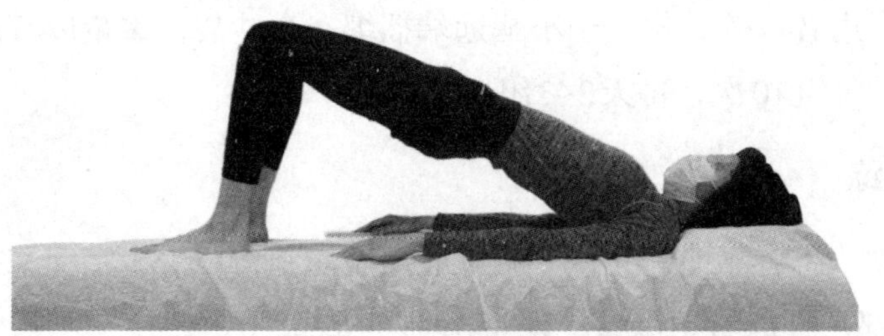

图3-9-7　臀桥训练

2. 臀大肌训练　患者取俯卧位，屈膝，大腿后伸。治疗师站其屈膝侧，一手固定对侧髂后上棘，防止骨盆旋转，另一只手放至大腿远端，向下施加阻力，嘱患者用力对抗，保持5秒，每组10次，每天2~3组；反之亦然（图3-9-8）。

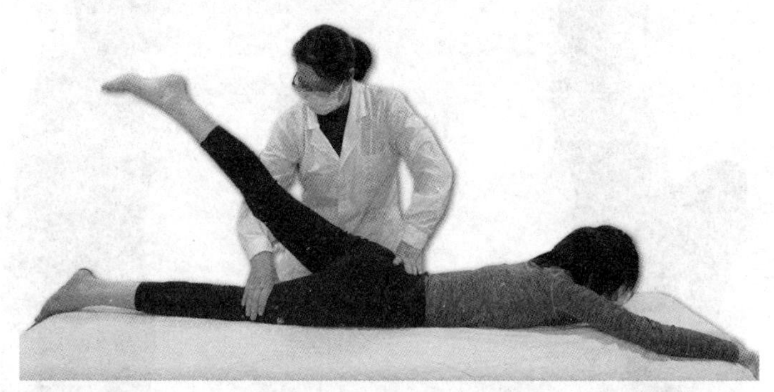

图3-9-8　臀大肌训练

3. 臀中肌训练　患者取右侧卧位，双腿伸髋伸膝。治疗师站其右侧，一只手固定左侧骨盆，防止骨盆旋转；另一手放至左侧大腿远端外侧缘，施加阻力。嘱患者用力外展，保持5秒，每组10次，每天2~3组；反之亦然（图3-9-9）。

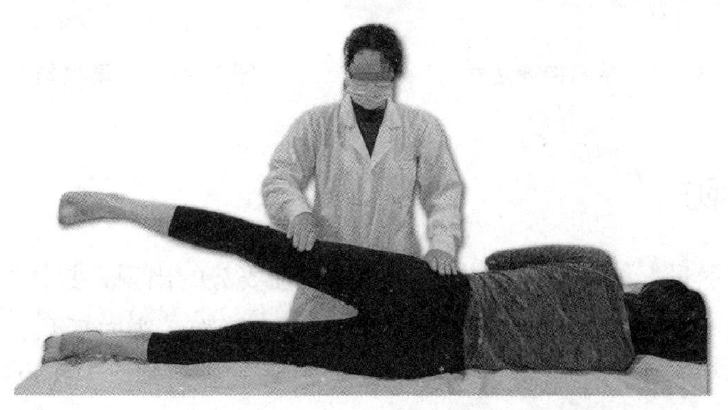

图3-9-9　臀中肌训练

4.腘绳肌训练 患者取俯卧位，于小腿远端捆绑一个沙袋，重量以其耐受为宜，嘱其做膝关节屈曲训练，每组10次，每天2~3组。

（五）站立位训练

1.单腿抱膝站立 患者靠墙站立，一侧下肢屈髋屈膝，双手十字交叉抱住膝关节，尽量让膝关节贴近腹部，腰部紧贴墙壁，保持30秒。重复10次；换一侧重复上述动作（图3-9-10）。

2.离墙勾脚站立 双脚离墙一脚的距离，靠墙站立，两侧踝关节背伸，腰、背、头部贴近墙壁站立，保持30秒，重复10次（图3-9-11）。

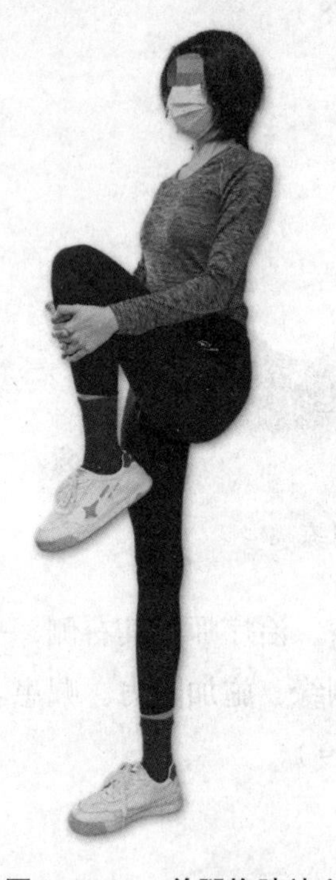

图3-9-10 单腿抱膝站立

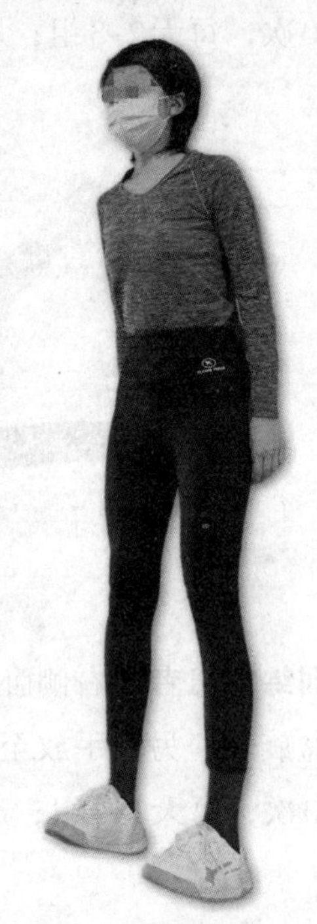

图3-9-11 离墙勾脚站立

五、康复预防

在日常生活中尽量保持良好的姿势，避免代偿性姿势的出现，具体注意事项如下。

站立时，尽量保持整个身体成一条直线，收腹，挺胸，头向后移，重心放在足跟上。坐位时，保持腰背挺直，上半身垂直于座椅，大腿与小腿垂直，大腿尽量平行于地面，如果座位太高或太低，可以用一个抱枕放到背后，或者臀部下方放一个坐垫，将重心放到坐骨上。仰卧位时，腰下方可以放一个薄毛毯。侧卧位时，膝下方可以放一个毛毯。

六、小结

骨盆前倾的发生多与长期不良生活习惯有关，骨盆前倾可造成腰背痛、小腹凸起、内脏下垂等。在治疗方面可以从增强腹部和臀部肌力，放松腰背肌、髂腰肌着手，同时需要在日常生活中纠正不良的体态。

重点小结

重点小结

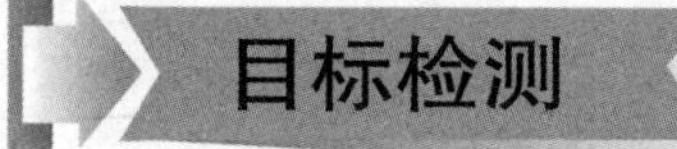

答案解析

1. 骨盆前倾是指（　）

A. 耻骨联合位于髂前上棘之后　　B. 耻骨联合位于髂前上棘之前

C. 髂前上棘位于重心线的后方　　D. 耻骨联合位于髂前上棘之下

E. 以上全不是

2. 骨盆前倾时，哪些肌肉出现紧缩（　）

A. 腹肌、臀肌　　B. 腹肌、背阔肌

C. 髂腰肌、下背部肌肉　　D. 髂腰肌、腹肌

E. 以上全不是

3. 骨盆前倾可造成（　）

A. 腰痛　　B. 痛经

C. 小腹凸出　　D. 向心性肥胖

E. 以上都是

4. 以髂前上棘为基准做一条平行于水平面的直线，髂前上棘、髂后上棘的连线与水平线的夹角正常值为（　）

A. 0~15°　　B. 0~20°

C. 0~30°　　D. 0~45°

E. 0~60°

5. 臀桥运动时，哪些部位呈现一直线（　）

A. 肩、髋、腰、踝　　B. 肩、背、髋、膝

C. 头、足、髋、膝　　D. 头、足、髋、背

E. 以上均不正确

PPT

任务十　产后形体姿势异常

学习目标

1. 掌握产后形体姿势存在的问题。
2. 熟练运用产后形体修复的方法。
3. 了解形体修复的概念。

案例导学

小张，女，30岁，公司前台，二孩剖宫产后2年。主诉：肚子大，虎背熊腰，屁股扁平，大腿粗。医生检查后，建议进行产后形体修复训练。

请思考　该患者的训练方案是什么？如何指导患者进行有效的训练？

一、概述

产后形体姿势异常是指因妊娠期生理变化及异常行为习惯，导致产后发生一系列形体改变，如腹部和臀部肌肉松弛，腰围和腿围增大等（图3-10-1）。面对严重“变形”的身材，产妇往往十分苦恼，如何恢复年轻时的身材，成为其迫切的愿望。

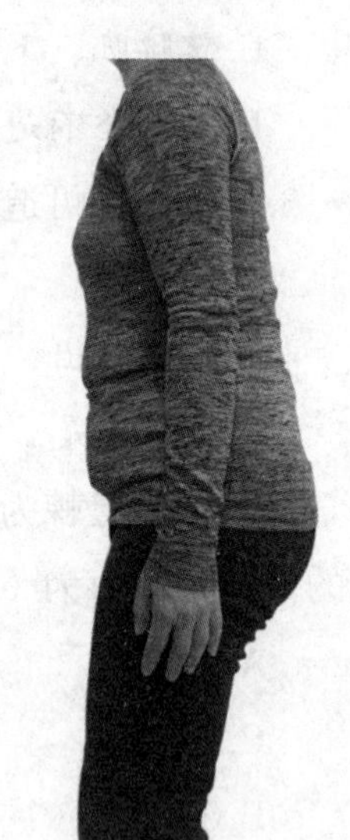
图3-10-1　形体姿势异常

（一）圆肩驼背

随着妊娠期子宫的不断变大，为了维持平衡，孕妇骨盆开始前移，并且伴随骨盆前倾或后倾角度增加，骨盆相邻关节会逐一受到影响，如胸椎后移、颈椎前移、肩关节向前（形成含胸），使肩膀和背部变宽增厚，形成圆肩驼背体态。

（二）腹部肌肉松弛，腹直肌分离

妊娠期间，若产妇增重过多或缺乏适当运动，均会造成腹部脂肪堆积；随激素水平的变化，腹白线松弛，不断长大的胎儿使腹壁张力越来越大并超过腹白线的弹性界限，导致腹直肌分离。文献表明，腹直肌分离不仅影响其功能的发挥，还会导致产妇腰围增大、腹部膨隆、皮肤松弛等形体的变化。

（三）臀部肌肉松弛

由于孕期增重过多，缺乏适当的孕期运动，长期久坐，导致腹部和臀部脂肪堆积，大腿变粗，臀部肌肉松弛、肥厚下垂。

妊娠期松弛素会使得耻骨联合和骶髂关节松动，以便胎儿顺利娩出，骨盆经过妊娠期长时间的承托改变，骨盆下口直径增大，加上臀部肌肉的松弛无力，造成臀部扁平宽大。

（四）假胯宽

医学上并没有"假胯宽"这个名词。胯宽是指骨盆外侧、两髂骨最高点连线的距离，而假胯宽是指大腿外侧突出。造成假胯宽的原因是股骨内旋，股骨大转子突出，大腿内侧肌肉紧张缩短，臀部肌肉松弛被拉长；或者受妊娠影响，坐骨外扩，其周围脂肪堆积，视觉上形成"假胯宽"。

以上问题大多同时出现在同一位产妇的体态上，形成了我们常说的妈妈体态。

二、康复治疗

（一）肩颈部手法修复

圆肩驼背可通过用按法、揉法等放松颈、肩、背部肌肉，拉伸前侧胸肌和颈部前侧肌群。患者取俯卧位，冲击按压胸椎。注意力度，谨防骨折。放松上臂肌群，手法外旋肱骨。重复10次。

（二）上背部锻炼

1.瑜伽下犬式 伸展背部和双腿后侧，配合呼吸，重复10~15遍（图3-10-2）。

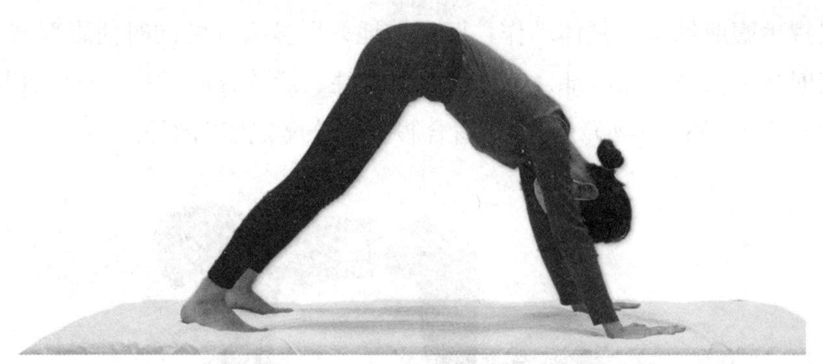

图3-10-2 瑜伽下犬式

2.俯卧T字伸展 俯卧于地面，身体放松，两臂平展，双手虚握，拇指向上，配合呼吸，抬起双臂。重复10~12遍（图3-10-3）。

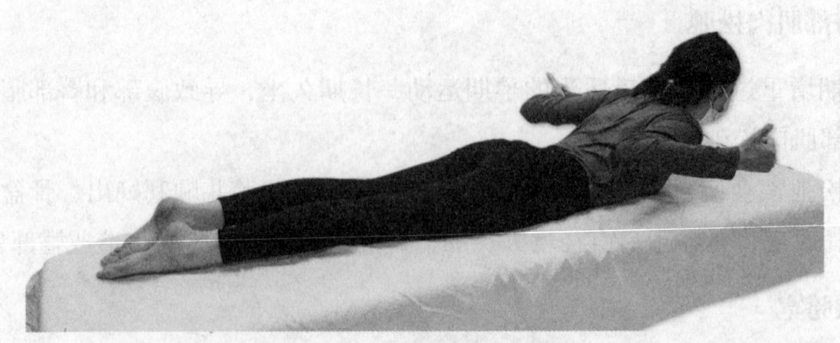

图3-10-3　俯卧T字伸展

3.站姿划船　站姿俯身，保持背部平直，腹部收紧，双手反握横杆；呼气，屈肘手向后伸，同时肩胛骨向内收紧；吸气还原姿势。重复10~15遍。

4.站姿拉绳　双脚打开与肩同宽，双手肘夹住胸腔，屈肘90°，掌心朝上，双手拉住弹力带；呼气时，上臂做外旋的动作，带动双手向身体两侧拉伸弹力带，吸气还原。注意手肘始终夹住胸腔不离开，头、颈、脊柱向上延展，不要耸肩。重复10~15遍。

（三）腹直肌分离修复

具体康复内容详见项目三任务六腹直肌分离章节。

（四）腹肌锻炼

1.腹式呼吸练习　以锻炼膈肌为主，同时配合腹部运动。

具体动作：取仰卧位，全身放松，用鼻吸气，吸气时使腹部鼓起并保持胸腔不动；呼气时尽量向内收缩腹部，感觉肚脐朝着脊柱和后背方向靠近。等气吐完后，停顿5秒，再次重复这个动作。此动作适合腹直肌分离较严重的产妇。

2.四足撑地腹肌练习　具体动作：四足撑地，用鼻吸气的同时使腹部鼓起并保持胸腔不动；呼气时尽力向内收缩腹部，感觉肚脐向脊柱、后背方向靠拢；气吐完毕，停顿5秒，再次重复此动作（图3-10-4）。此动作适合腹直肌分离2指以内的产妇。

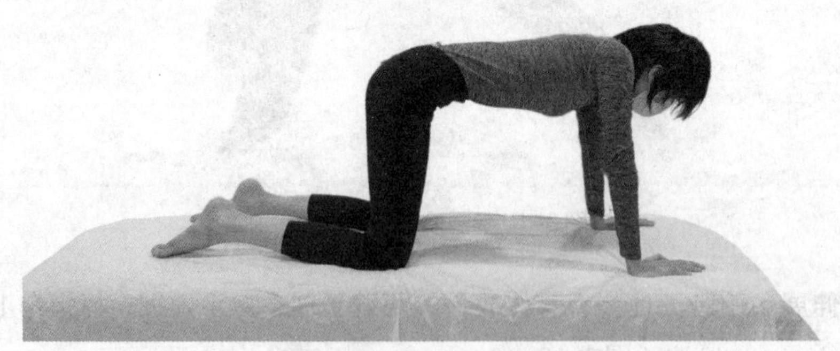

图3-10-4　四足撑地腹肌练习

3. 跪姿伸腿　具体动作：在四足撑地腹肌练习方法的基础上后伸髋，可以单独伸手或伸手伸髋同时进行，注意保持身体稳定，配合呼吸（图3–10–5，图3–10–6）。

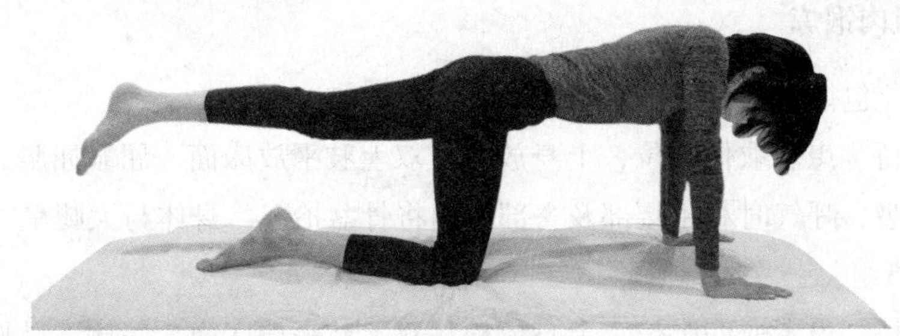

图3–10–5　跪姿伸腿练习

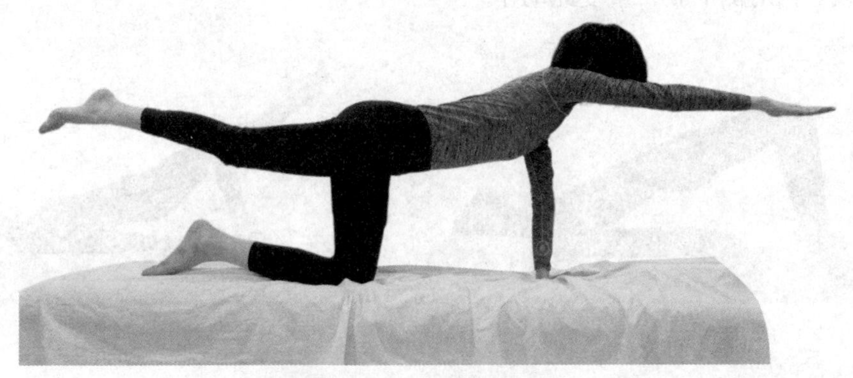

图3–10–6　跪姿伸腿伸手练习

4. 仰卧伸腿　具体动作：取仰卧位，双腿屈髋90°，屈膝平行地面，上身放松，双臂贴于地面；呼气时，一侧腿伸直足跟轻碰地面，吸气时恢复起始位；再次呼气换另一侧腿。注意做动作的过程，腰骶部始终要紧贴地面不能拱起。重复此动作10次。

需注意的是，以上所有动作都是在盆底肌本体感受良好的基础上进行的，因为腹部练习会增加腹压，从而增加盆底肌的压力，若盆底肌收缩无力会加重盆底肌松弛症状。

（五）臀部手法修复

臀部形态异常主要表现为臀部扁平下垂、假胯宽，常用以下修复手法。

1. 收窄骨盆上口　用按法、揉法等放松腰部肌肉、臀部周围肌肉及大腿前后肌肉。患者取侧卧位，治疗师用前臂，以上侧髂骨翼为支点，利用身体的重量向对侧轻压，重复10次；换另外一侧，重复10次。

2. 调整浅筋膜　患者俯卧，治疗师站在其左侧，手掌紧贴其右侧臀部皮肤，由上到下轻轻拨动臀部皮肤向中间靠拢，重复10遍；换另一侧，重复10次。

3. 调整髋部 仰卧位，屈髋屈膝，拉伸大腿内侧，治疗师双手抓住患者大腿，轻轻外旋股骨，重复10次；换另一侧，重复10次。

（六）臀部肌肉锻炼

1. 臀桥练习 包括双腿臀桥和单腿臀桥（图3-10-7）。

（1）双腿臀桥 患者取仰卧位，上身放松，双上肢平放床面，屈髋屈膝，双脚打开与肩同宽，配合呼吸，呼气时利用腰部及臀部肌肉将骨盆抬起，身体与大腿呈一直线。10个为一组，每次3~5组。

（2）单腿臀桥 患者取仰卧位，上身放松，双上肢平放床面，一侧下肢屈髋屈膝，另一侧下肢伸直抬起离开地面，配合呼吸，呼气时利用腰部及臀部肌肉将骨盆抬起，身体与大腿呈一直线。换对侧下肢，重复此动作。

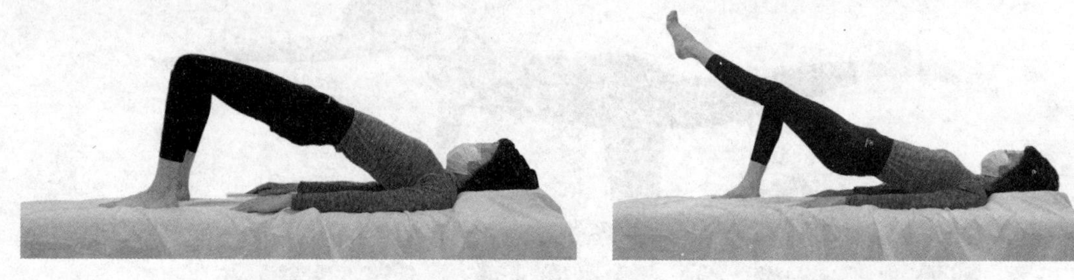

双腿臀桥练习　　单腿臀桥练习

图3-10-7 臀桥练习

2. 蚌式开合练习 患者左侧卧，左手臂屈曲置于头下方，上身摆正，骨盆正对天花板，屈髋屈膝，双足足跟相碰，利用臀中肌收缩打开右侧膝盖；换另一则，重复此动作。每侧完成15个开合为一组，重复3组。

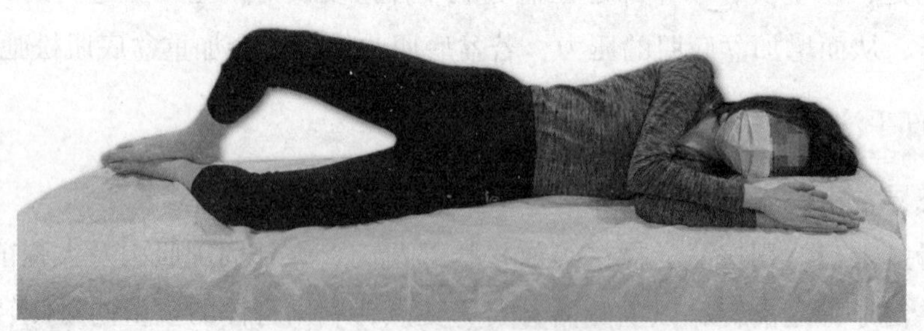

图3-10-8 蚌式开合练习

三、小结

产后形体姿势异常，关键在于纠正不良姿势。避免长时间久站久坐，避免半坐位倚靠，不要长时间低头，禁止跷“二郎腿”等。注意劳逸结合，加强肩颈、腰部、腹部及臀部肌肉的锻炼。

重点小结

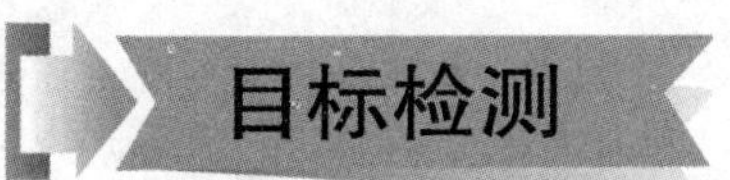

答案解析

目标检测

1.产后形体修复有效的方法，下列哪项是错误的（　　）

A.适当的有氧运动　　B.节食

C.低脂高蛋白饮食　　D.保持正确的喂养姿势

E.母乳喂养

2.产后形体修复组成，下列哪项是正确的（　　）

A.虎背熊腰　　B.腰部赘肉

C.假胯宽　　D.臀部扁平

E.以上选项均正确

3.蚌式开合训练，主要锻炼的肌肉是（　　）

A.臀大肌　　B.臀中肌

C.臀小肌　　D.梨状肌

E.股四头肌

4.腹直肌的生理作用是（　　）

A.保护腹腔脏器　　B.维持腹内压

C.参与排便　　D.协助呼吸

E.以上答案均正确

5.假胯宽的危害包括（　　）

A.生物力线不正确，易造成下肢主要关节损伤

B.臀部肌肉无力，负重时，加大腰椎的受力

C.受力不正确，导致出现腿型问题

D.臀部无力、扁平、影响美观

E.以上答案均正确

PPT

任务十一　产后肥胖

学习目标

1. 熟练掌握产后肥胖的评定方法。
2. 掌握产后肥胖的治疗方法，制定个性化锻炼方案。
3. 了解导致产后肥胖的原因。

案例导学

王女士，40岁，已婚，于10个月前顺产一子。患者身高160cm，体重79kg，腹围93cm，产后体型偏胖，偶伴有腰痛，热敷痛减。神情疲倦，面色㿠白，舌淡，苔白，四肢不温，平素月经规律，量适中，小便可，大便溏。下肢及腹部皮肤松弛，可见妊娠纹。

思考　该产妇的诊断可能是什么？针对王女士的临床表现，如何指导王女士进行康复锻炼？

一、概述

产后肥胖是一种由妊娠造成下丘脑功能紊乱，体内脂肪代谢出现异常，身体突增大量脂肪，超过标准体重20%，造成体重明显上升，影响人体健康的一种损容性疾病。医学上把这种现象称为“生育性肥胖”，是一种常见的产后病态反应。

二、病因

（一）孕前及孕期体重的过度增加

孕前及孕期饮食结构的调整及产后体质的调理都会使产妇的体重明显增加，以致于产后体重持续不减甚至持续增加，因此，孕前及孕期过度增重是导致产后肥胖非常重要的原因。

（二）产后高能量饮食的摄入

分娩会导致产妇气血双亏，绝大多数产妇都要进行相应的调理及营养的补充，故容易摄入过多高能量饮食；在此期间，若产妇运动量也减少，会使能量的消耗明显减少。因此，产后高能量饮食的摄入是产后肥胖的重要因素之一。

（三）产后体力活动的减少

产妇因分娩方式或是其他因素的影响，在产后相当长的时间内体力活动量会比正常情况有所减少，从而导致身体吸收的营养物质转化为脂肪在体内堆积，引起产后肥胖。

（四）生育年龄的影响

生育年龄的不同会影响产后身体恢复的程度和期限，部分高龄产妇不仅会导致产后肥胖，同时还会增加因肥胖导致的一系列并发症的风险。

（五）生活环境的影响

过于安逸的生活环境改变可能会使产妇身体的恢复期限延长，这也是造成产后肥胖的一个重要因素。

三、诊断依据

目前常用于诊断肥胖的方法有标准体重测定法、体重指数测定法、腰臀比值法、腰围测量法等。

（一）标准体重测定法

标准体重测定法是根据成人标准体重公式计算出的标准体重来判定是否肥胖的一种方法。

成人标准体重（kg）=［身高（cm）-100］×0.85（女性）。实测体重在标准体重的±10%范围内为正常，超过20%以上者即可诊断为肥胖。按照肥胖程度分级：超过标准体重的20%~29%为轻度肥胖，超过标准体重的30%~49%为中度肥胖，超过标准体重的50%以上为重度肥胖。

（二）体重指数测定法

体重指数（BMI）是根据身高体重之比来判定是否肥胖的一种方法，也是目前诊断肥胖最普遍、最常用的方法。适用于体格发育基本稳定以后的成年人。

$$体重指数（BMI）=体重（kg）/［身高（m）^2］$$

BMI的正常值为18.5~24。女性BMI>24即可诊断为肥胖。但要注意的是，在诊断肥胖时要排除由于肌肉发达和水肿所引起的体重增加。BMI在24~27.9范围内为超重；BMI在28~29.9范围内为轻度肥胖；BMI在30~34.9范围内为中度肥胖；BMI≥35为重度肥胖。

（三）腰臀比值法

腰臀比值法是以腰围与臀围的比值来判定是否肥胖并分型的一种方法，是描述脂肪分布类型的一个指标，对表示上下身脂肪分布情况及腹腔内脂肪分布有重要意义。

腰臀围比值（WHR）=腰围/臀围。腰围是指平十二肋下缘的水平周径，臀围是指腹部最高点的水平周径。女子WHR>0.9即可诊断为肥胖。

（四）腰围测量法

腰围测量法是测量肥胖的一种简便方法，腰围是中心性肥胖的重要标志之一。女性正常腰围在80cm以内，腰围>80cm为超重，>90cm为肥胖。腰围是指十二肋下缘与左右腋中线和胯骨上缘连线中点的水平围径。测量方法：被测者直立，双手自然下垂，两脚分开，空腹裸腰，在呼气状态下读取测量数值（图3-11-1）。

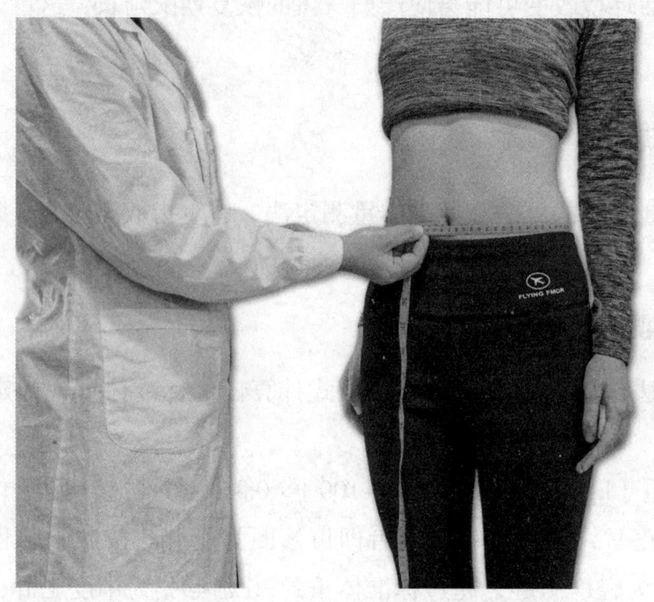

图3-11-1　腰围测量方法

四、康复治疗

（一）肥胖者的心理康复

某些人以摄食对抗焦虑，缓解病情，或以多食表示行为冲动，引起别人注意，这部分人群易发生肥胖。可应用心理康复方法。

1.厌食方法　使肥胖者对食物产生厌恶，避免过食。可将本人体态臃肿的照片摆在餐桌上，边看边吃饭，让其受到讨厌的刺激，以抑制食欲。

2.自我控制方法　即自我监督，观察、认识自己的摄食行为，以便自我控制。如不边看电视边摄食，在规定的时间、地点就餐，进餐原则为高蛋白、高纤维、低脂肪、低糖，补充足量的水分。

（二）调整饮食结构

1.养成良好的饮食习惯，每天3~5餐，定时定量，晚餐不应吃得过多、过饱；少吃零食、甜食和含糖饮料；吃饭应细嚼慢咽，延长用餐时间，这样即使食量少也可达到饱腹感；进食时可先吃些低能量的蔬菜，借以充饥，然后再吃主食。

2.调节膳食，减少能量摄入。避免摄入肥肉、食用油、火腿肠、奶油、巧克力等高脂饮食，避免摄入动物内脏、蛋黄、鱼卵等高胆固醇食物。可选择脂肪含量低的肉类，如兔肉、鱼肉、家禽肉，多吃豆制品。

3.烹调宜采用蒸、煮、烧、汆、烤等方式，忌用油煎、炸等烹调方法。

4.限制食盐摄入量，每天3~6g为宜。

（三）针灸穴位减肥法

针灸可使肥胖者空腹血糖降至正常水平，使肾上腺素和皮质醇的分泌增加，促进机体脂肪转化，达到减肥效果（表3–11–1和表3–11–2）。

1.选穴　①单纯性肥胖：选三焦、肺穴、内分泌等耳穴。②脾胃俱旺型肥胖：选三阴交、内庭、合谷、曲池、脾俞、胃俞等体穴。③食欲亢进引起的过食性肥胖，选口、食道、大肠、小肠、内分泌、饥点等耳穴。④肠燥便秘型肥胖，选肺穴、三焦等耳穴和曲池、支沟、天枢等体穴。⑤肝气郁滞型肥胖，选肝、肾、肺穴、内分泌等耳穴和肝俞、太冲、阳陵泉等体穴。⑥脾肾阳虚型肥胖，选肝、脾、肾、肺、小肠等耳穴和命门、脾俞、肾俞、气海、关元、足三里等体穴。⑦各种类型肥胖：可选口、食管等耳穴和人中、中脘、气海等体穴。

2.操作方法　耳穴埋针或王不留行籽，用胶布固定。体穴深刺泻法，6次为一疗程。

表3–11–1　产后肥胖常用耳穴保养腧穴

穴位名称	归经	定位	应用
三焦	耳穴	耳甲腔底部，内分泌穴上方	①便秘、腹胀、肠燥便秘型肥胖；②上肢外侧疼痛
肺穴	耳穴	耳甲腔中央周围	①单纯性肥胖、脾肾阳虚型肥胖、便秘；②咳喘、胸闷
内分泌	耳穴	耳甲腔底部屏间切迹内	①单纯性肥胖、肝气郁滞型肥胖；②痛经、月经不调、更年期综合征
口	耳穴	耳轮脚下方前1/3处	①食欲亢进引起的过食性肥胖、胆囊炎；②面瘫、口腔炎；③戒断综合征
食道	耳穴	耳轮脚下方中1/3处	①食道炎、食道痉挛；②过食性肥胖

续表

穴位名称	归经	定位	应用
大肠	耳穴	耳轮脚上方前部	①腹泻、便秘、过食性肥胖；②咳嗽、痤疮
小肠	耳穴	耳轮脚上方中部	①消化不良、腹痛、脾肾阳虚型肥胖；②心动过速、心律失常
饥点	耳穴	耳屏外侧面正中稍前	①食欲亢进引起的过食性肥胖；②鼻前庭炎、鼻炎
肝	耳穴	耳甲艇后下部	①肝气郁滞型、脾肾阳虚型肥胖；②经前期紧张症、月经不调、更年期综合征；③高血压、单纯性青光眼
肾	耳穴	对耳轮上、下脚分叉处下方	①脾肾阳虚型肥胖、肝气郁滞型肥胖；②耳鸣、神经衰弱；③肾盂肾炎、遗尿、早泄
脾	耳穴	耳甲腔后上方	①腹胀、腹泻、便秘、食欲不振、肝气郁滞型肥胖；②功能性子宫出血、白带过多、内耳眩晕

表3-11-2　产后肥胖常用保养腧穴

穴位名称	归经	定位	应用
三阴交	足太阴脾经	在小腿内侧，足内踝尖上3寸，胫骨内侧缘后方	①皮肤美容、腿部保健按摩常用穴、妇科要穴；②面色萎黄无华、湿疹、荨麻疹、痤疮、黄褐斑、神经性皮炎；③形体消瘦、肥胖、脱发；④月经不调、痛经、经闭、滞产、不孕；⑤阴虚诸证
内庭	足阳明胃经	在足趾，第2、3跖趾关节前，趾蹼缘后方赤白肉际处	①足部保健按摩常用穴；②心烦抑郁、失眠多梦；③荨麻疹、湿疹；④消谷善饥、控制食欲
合谷	手阳明大肠经	在手背，第1~2掌骨之间，当第2掌骨桡侧的中点处	①皮肤美容、手部保健按摩常用穴；②黄褐斑、痤疮、酒渣鼻；③皮肤过敏、荨麻疹、皮肤瘙痒；④口臭、便秘、腹泻
曲池	手阳明大肠经	在肘横纹外侧端，屈肘时当尺泽与肱骨外上髁连线中点	①皮肤美容、上肢保健按摩常用穴；②明目、口周皮炎
脾俞	足太阳膀胱经	在背部，第11胸椎棘突下，后正中线旁开1.5寸	①减肥塑身、背部保健按摩常用穴；②皮肤松弛干枯、形体消瘦；③黄褐斑、雀斑、面色不华；④腹部肥胖明显、毛发不荣、白带多
胃俞	足太阳膀胱经	在背部，第12胸椎棘突下，后正中线旁开1.5寸	①减肥塑身、背部保健按摩常用穴；②胃寒、腹痛、腹胀、肠鸣、呕吐、呃逆、消化不良、胃肠积滞等胃肠病症；③胸胁痛、背痛
支沟	手少阳三焦经	阳池穴上3寸，桡骨、尺骨之间	①耳鸣、耳聋；②便秘、胁肋痛、肘臂痛
天枢	足阳明胃经	在腹部，平脐，前正中线旁开2寸	①腹痛、腹胀、肠鸣泄泻、便秘等胃肠病症；②月经不调、痛经等妇科病症
肝俞	足太阳膀胱经	在背部，第9胸椎棘突下，后正中线旁开1.5寸	①黄疸、胁痛、高脂血症等肝胆病症；②吐血、衄血等血证；③目赤、目视不明、夜盲、眼睑下垂、迎风流泪等目疾；④眩晕、失眠多梦、健忘、癫狂痫等神志病症；⑤脊背痛
太冲	足厥阴肝经	在足背，第1、2趾骨间，趾骨底结合部前方凹陷中	①头痛、眩晕、目赤肿痛、口歪等头面五官病症；②小儿惊风等热病；③下肢肌肉萎缩、麻痹等下肢病症；④中风、癫狂痫；⑤遗尿、疝气

续表

穴位名称	归经	定位	应用
阳陵泉	足少阳胆经	在小腿外侧，腓骨头前下方凹陷中	①口苦、呕吐、黄疸等肝胆病症；②胁肋疼痛、膝腘肿痛、肩痛等痛证；③下肢痿痹、半身不遂等下肢病症；④目赤肿痛、口舌生疮、小儿惊风等热证；⑤脚气
命门	督脉	在腰部，第2腰椎棘突下凹陷中，后正中线上	①阳痿、遗精、遗尿、尿频等泌尿生殖系统病症；②腰脊痛、下肢痿痹等痛证
肾俞	足太阳膀胱经	在腰部，第2腰椎棘突下，后正中线旁开1.5寸	①腰背膝酸痛；②阳痿、遗精、早泄、遗尿、尿闭、小便不利、水肿等泌尿生殖系统病症；③耳鸣、耳聋等耳疾；④气喘少气、消渴
气海	任脉	在下腹部，脐中下1.5寸，前正中线上	①腹痛、泄泻、便秘、痢疾等胃肠病症；②阳痿、遗精、遗尿、疝气等生殖系统病症；③阴挺、带下等妇科病症；④中风脱证、羸瘦无力等虚劳之证
关元	任脉	在下腹部，脐中下3寸，前正中线上。	①经闭、崩漏、带下等妇科病症；②遗精、遗尿、阳痿、小便频数、尿闭、疝气等泌尿生殖系统病症；③腹痛、泄泻、痢疾、脱肛等胃肠病症；④中风脱证、羸瘦无力等虚劳之证
足三里	足阳明胃经	小腿外侧，犊鼻穴下3寸，胫骨前缘外一横指	①呕吐、胃痛、脘腹胀痛；②咳嗽、气喘、乳痈；③腰膝痛、下肢痿痹
人中	督脉	人中沟的上1/3和下2/3交接处，又名”水沟穴	①晕厥、昏迷、癫狂痫证；②黄疸、消渴、水肿；③腰痛
中脘	任脉	在上腹部，脐中上4寸，前正中线上	①胃痛、呕吐、吐酸、呕逆、腹胀痛、泄泻、黄疸等脾胃病症；②癫狂、失眠等神志病
阳池	手少阳三焦经	在腕后区，腕背侧远端横纹上，指伸肌腱的尺侧缘凹陷中	①手腕痛、肘痛；②目痛、咽喉肿痛；③耳聋、消渴
三焦俞	足太阳膀胱经	在腰部，第1腰椎棘突下，后正中线旁开1.5寸	①腹胀、肠鸣、完谷不化；②呕吐、泄泻；③腰痛、水肿
中极	任脉	在下腹部，脐中下4寸，前正中线上	①遗尿、尿频、小便不利、遗精、阳痿、疝气等泌尿生殖系统病症；②月经不调、带下等妇科病症
地机	足太阴脾经	在胫骨内侧面后缘，阴陵泉穴下3寸	①腹痛、泄泻；②小便不利、水肿；③月经不调、痛经
大椎	督脉	在颈脊柱区，第7颈椎棘突下凹陷中，后正中线上	①咳嗽、气喘等肺系病症；②退热、治疗外感病的要穴，用于发热、恶寒等外感病症；③小儿惊风等热病；④头痛项强、肩背痛、胸痛、腰脊痛等痛证；⑤骨蒸盗汗、疟疾；⑥癫痫
丰隆	足阳明胃经	在小腿前外侧，外踝尖上8寸，条口穴旁开1寸，距胫骨前缘两横指	①皮肤美容、减肥塑身、腿部保健按摩常用穴；②祛痰要穴；③便秘、腹胀肥胖；④痤疮、黄褐斑、白癜风；⑤失眠
太溪	足少阴肾经	在踝区，内踝尖与跟腱之间的凹陷中	①足部保健按摩常用穴；②面色晄白无华、黄褐斑、雀斑、白癜风、皮肤干燥；③齿松发脱、形体消瘦、早衰；④失眠多梦、神经衰弱；⑤月经不调
肺俞	足太阳膀胱经	在背部，第3胸椎棘突下，后正中线旁开1.5寸	①咳嗽、气喘、鼻塞、咯血、喉痹等肺系病症；②骨蒸潮热、盗汗

（四）艾灸疗法

艾灸疗法处方：主穴有阳池、三焦俞、足三里、中极、关元穴，配地机、命门、三阴交、大椎、天枢、丰隆、太溪、肺俞等穴。每次选主穴及配穴各2个，用隔姜灸法，每穴灸7壮；或用雀啄法或旋转法，距离穴位的高度及穴区皮肤温度以患者能忍受为度（图3-11-2）。每天1次，1个月为一疗程。

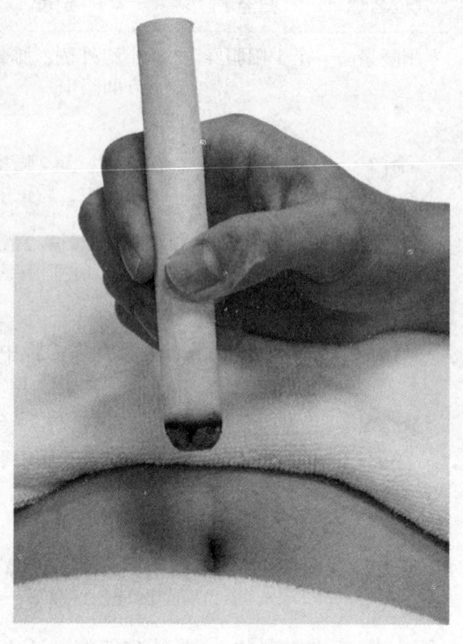

图3-11-2　艾灸疗法

（五）推拿疗法

1.基本手法　患者仰卧放松，操作者以双掌按揉腹部数次，从左到右反复提捏脂肪较集中的上腹、脐、下腹等部位。再以双掌和掌根部按揉腹部4~5分钟，手法以柔和为主。然后以一指禅手法点按揉中脘、关元、子宫、天枢（双侧），以及内庭、上巨虚、下巨虚、脾俞、大肠俞等穴。

2.循经推拿　先按摩颈、背、臀部，再按摩胸腹部，最后按摩四肢，对沿经腧穴施以揉、按、捶、拨、点等手法，按摩部位要分轻重，按摩时间每次一般为1个小时。每日或隔日按摩1次，20次为一疗程。

（六）减肥体操

产后肥胖的发生与妊娠引起下丘脑功能紊乱有关，尤其是因脂肪代谢紊乱有关。运动具有减轻体重的效果。产后运动通过刺激下丘脑，调节激素分泌，可改善脂肪代谢状况。

1.腰部减肥体操　方法如下。

（1）身体直立，双臂向前平伸。然后双臂向左摆，同时转腰，摆两下。接着双臂向右转，重复此动作。

（2）取障碍物于地上。端坐，两腿伸直位于障碍物的一侧，两臂向前平伸。然后同时抬起双腿，从障碍物的一侧迅速移向另一侧。摆腿的同时，两臂应朝与之相反的方向摆动，共14次。

（3）端坐，两腿伸直，双手搭同侧肩上。向右侧弯腰，尽量使右肘触地（侧屈），并弹压几下，重新坐直。换左侧弯腰，重复此动作。每侧10次。

2.髋部减肥体操　患者跪坐在两脚的足跟上，双手向后撑地，两臂完全伸直，同时收紧腰肌，然后向前挺髋，头自然后垂（图3-11-3）。

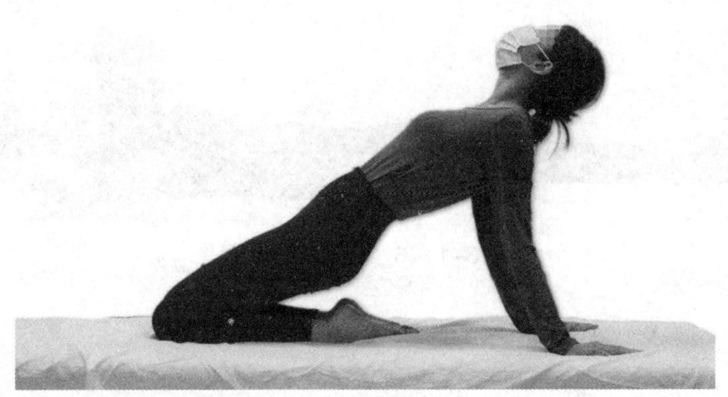

图3-11-3　髋部减肥体操

3. 腹部减肥体操　取端坐位，双手向后撑地，两腿伸直，两脚夹住一个球，并尽可能地向上抬高（图3-11-4）。重复做20遍。

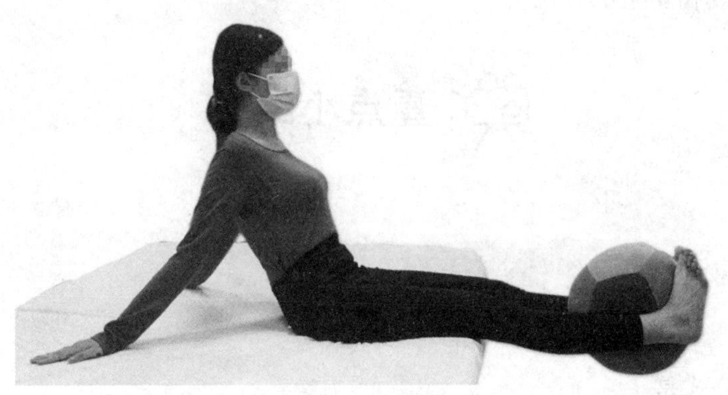

图3-11-4　腹部减肥体操

4. 臀部减肥体操　患者取仰卧位，两臂向后伸直。屈膝、收腹、抬臀，并呼气，随即放下臀部，放松并吸气（图3-11-5）。重复做20遍。

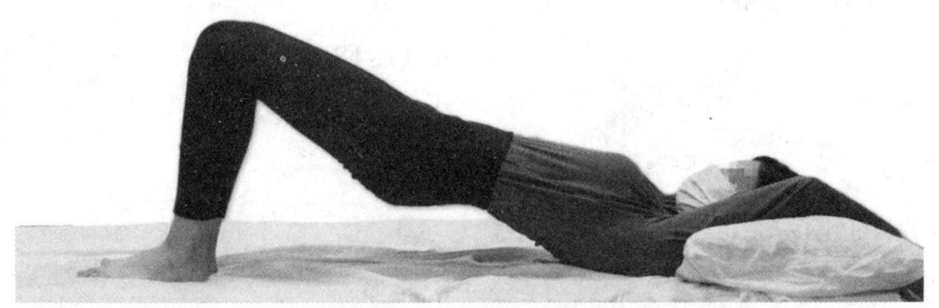

图3-11-5　臀部减肥体操

5. 胸部减肥体操　患者仰卧位，两臂平伸与肩成一线。然后将两臂抬起于胸前交叉，复原（图3-11-6）。重复做20遍。

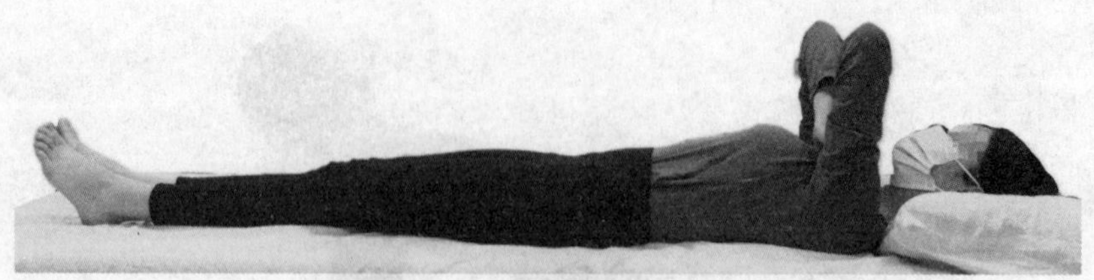

图3-11-6 胸部减肥体操

五、小结

产后肥胖是由自身及外界环境因素综合影响的结果，肥胖不仅会使身体不美观，还会增加因肥胖导致的心脏病、高血压、糖尿病等一系列并发症的风险，严重影响身体健康。在适当的饮食控制配合适量的运动基础上进行针灸推拿治疗，可增加能量的消耗，是目前治疗产后肥胖的有效和安全的方法。

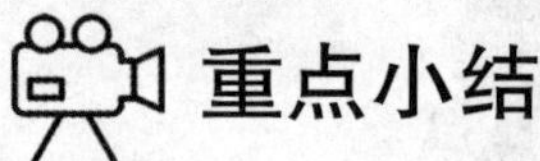

重点小结

重点小结

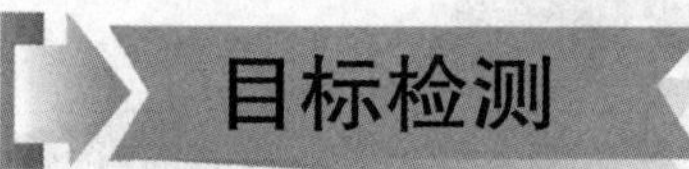

目标检测

答案解析

1. BMI的测定公式是（　）

A. 体重（kg）/身高（m）^{2}　　B. 体重（kg）/身高（cm）^{2}

C. 体重（g）/身高（m）^{2}　　D. 体重（g）/身高（cm）^{2}

E. 腰围/臀围

2. 中国成人BMI的正常范围是（　）

A. 16~16.9　　B. 17~18

C. 18.5~24　　D. 24~27.9

E. 28~29.9

3. 按照WTO的建议标准，BMI≥35属于（　）

A. 消瘦　　B. 正常

C. 轻度肥胖　　D. 中度肥胖

E. 重度肥胖

4. 肠燥便秘肥胖在针灸治疗中，选用下列哪个穴位（　）

A. 肺俞　　B. 三焦

C. 曲池　　　　D. 天枢

E. 以上穴位均可

5. 肾阳虚型肥胖可选用艾灸的穴位为（　）

A. 命门　　　　B. 肾俞

C. 气海　　　　D. 关元

E. 以上穴位均可

PPT

任务十二　产后便秘

学习目标

1. 掌握产后便秘调理方法。
2. 了解产后便秘的原因。
3. 培养学生通过产后常见问题养成良好的康复思维。

案例导学

小李，女，30岁，孕1产1，因产后排便困难2个月就诊。患者自述2个月前顺产，产后出现便秘，每次排便需很努力挣扎才能排出，伴有疼痛感，2~3天排一次大便，大便干结。

思考　该产妇的可能诊断是什么？针对小李的临床表现，膳食上应如何调理？

一、概述

便秘是指大肠秘结不通，患者粪质干燥、坚硬，排便艰涩难下，常常数日一行，甚至用泻药或灌肠等方式辅助排便。便秘主要为大肠传导功能失常，使粪便在肠内停留时间过久，水液被吸收，以致便质干燥难解。

二、病因

1. 妇女在怀孕期间，由于胎儿的增大，腹直肌和盆底肌群被撑开，甚至出现部分肌纤维的断裂，产后腹肌和盆底肌肉松弛，收缩无力。

2. 妊娠期不断膨大的子宫会挤压肠管，催乳素会间接地使肠蠕动减慢，这都可能导致便秘的发生。

3.腹压减弱，加之产妇体质虚弱，不能依靠腹压来协助排便，而使大便排出困难。产妇在产后多卧床休息，活动减少，肠蠕动减慢，不利于排便。

4.产妇在产后饮食方面往往缺少纤维素食物，减少了粗纤维对肠道的刺激，继而造成便秘。

三、康复治疗

便秘是产妇可能遭遇的“难言之隐”，它破坏了机体正常的生理规律，甚至会引发腹胀、腹痛、口臭、皮肤改变等。

（一）饮食方面

定时进餐，食物结构要营养均衡，注意粗细粮搭配，忌辛辣香燥之品，减少高脂肪、高蛋白质食物的大量摄入，保证充足的水分，常吃富含膳食纤维的蔬菜、水果，如白菜、胡萝卜、地瓜、草莓、苹果、玉米、香蕉等。食量有度，既不过少也不过量。中国哺乳期妇女平衡膳食宝塔如图3-12-1所示。

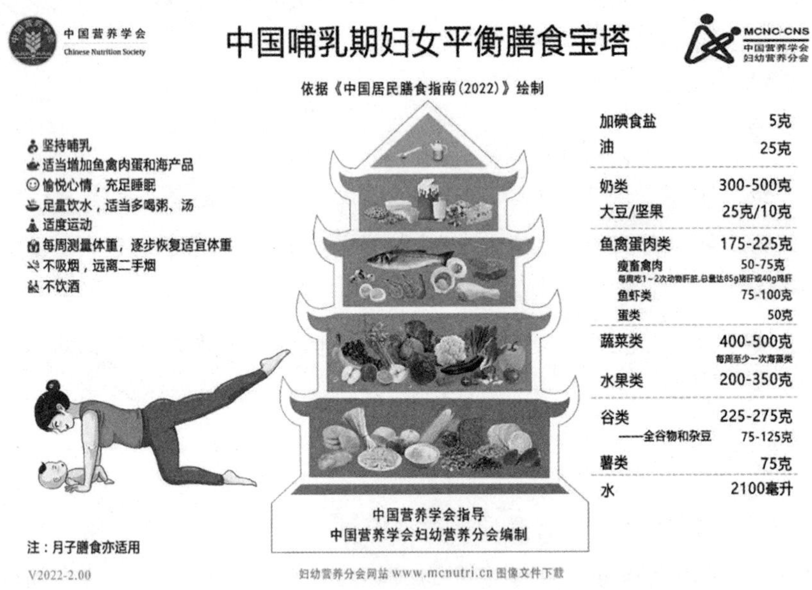

图3-12-1 中国哺乳期妇女平衡膳食宝塔

图片来源：http://www.mcnutri.cn/Dietary/382200203.html。

（二）排便方面

养成规律的排便习惯，无论是否有便意，都应该养成每天定时排便的习惯，可选在进餐后，坚持一段时间后，逐渐让肠道形成生物钟。排便过程中不宜玩手机、看书等，要专心致志。注意排便姿势，若条件允许，可采用蹲式排便，下蹲时可利用重力因素促进腹内压的提升，有助于大便的排出。若采用坐式排便，要使双脚平放在地面或脚凳上。

（三）精神方面

产妇应积极调整自身心理状态，保持心情愉悦，杜绝负面情绪的影响，遇事善于排解，既不过分激动，也不过分忧伤苦闷，保持平和的心态，适当听一些节奏欢快的音乐，避免因身体受情绪的不良影响，而降低胃肠道蠕动频率、减少胃酸的分泌，进而导致便秘。

（四）运动方面

产妇应尽早下床活动，不要久坐、久卧，在身体条件允许的情况下，适当地增加活动量，在运动中遵循循序渐进的原则并持之以恒。一般自分娩后6~8小时产妇就可翻身、坐起，第2天可下地，在室内走动。剖宫产且无合并症者，产后第2天在室内行走。通过运动，可以促进胃肠道的蠕动，预防便秘。同时，可进行凯格尔运动。

（五）腹部按摩

产妇取仰卧位，双腿屈曲平放在床上，放松腹部，操作者首先点按天枢穴，然后用手掌沿顺时针方向环形按摩腹部，每次10分钟，每日1~2次，以促进肠道的蠕动，促进排便（图3–12–2）。

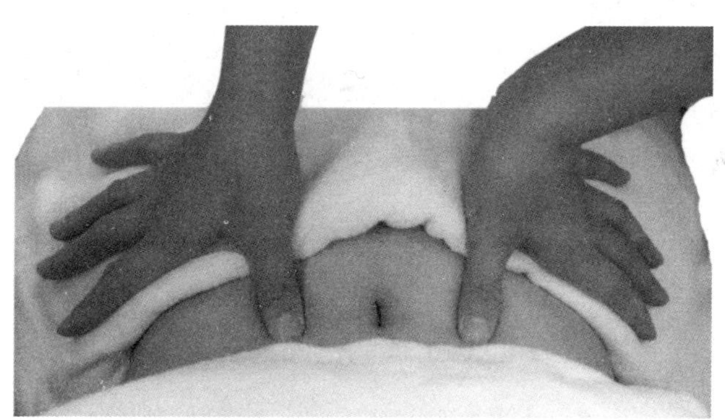

图3–12–2　点按天枢穴

（六）腹式呼吸训练

由鼻慢慢吸气，缓缓鼓起腹部，呼气时缩拢嘴唇，缓慢吐气，使腹部凹陷。使呼气、吸气时长比例为2∶1，每分钟呼吸12次。

（七）耳穴疗法

取穴：大肠、直肠、交感、皮质下、脾、三焦，穴位定位参照表3–12–1。方法：王不留行籽贴压，垂直施压或对指按压，每日 3~5 次，每次按压 2~3 分钟，双侧耳穴轮换，

2~3天换一次，5次为一疗程。每次排便前15分钟按压2~3分钟，有助于排便。

表3-12-1　产后便秘耳穴保养腧穴

穴位名称	归经	定位	应用
大肠	耳穴	耳轮脚上方前部	①腹泻、便秘、过食性肥胖；②咳嗽、痤疮
直肠	耳穴	在耳轮起始端，近屏上切迹处	①便秘、脱肛；②里急后重
交感	耳穴	对耳轮小脚的末端与耳轮交界处	①胃肠痉挛、植物神经功能紊乱；②心绞痛、胆绞痛
皮质下	耳穴	对耳屏内侧面	①痛症；②神经衰弱；③假性近视
脾	耳穴	耳甲腔后上方	①腹胀、腹泻、便秘、食欲不振、肝气郁滞型肥胖；②功能性子宫出血、白带过多、内耳眩晕
三焦	耳穴	耳甲腔底部，内分泌穴上方	①便秘、腹胀、肠燥便秘型肥胖；②上肢外侧疼痛

（八）药物治疗

必要时可配合使用开塞露，注意瓶口是否光滑，避免划伤肛门或直肠。如出现痔疮等合并症，还需做进一步的治疗。

四、小结

产妇产后需进行适当活动，适当增加蔬菜、水果的摄入量，均衡饮食，养成良好的排便习惯。

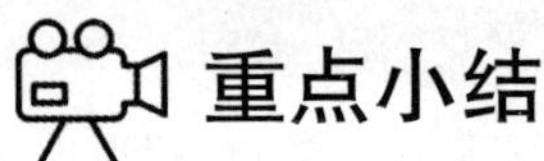

重点小结

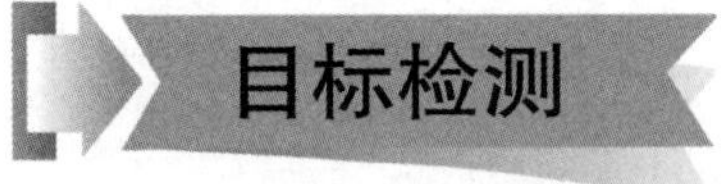

答案解析

1.关于产后便秘的处理，正确的是（　）

A.定时进餐，食物结构要营养均衡，注意粗细粮搭配

B.适当的下床活动，在身体条件允许的情况下适当地增加活动量

C.养成有规律的排便习惯，无论是否有便意，都应该养成每天定时排便的习惯

D.必要时使用开塞露或是乳果糖

E.以上方法均正确

2. 患者，女，28岁。产后一周出现便秘，应鼓励患者多进食下列哪种食物（　）

A. 芹菜　　B. 牛奶

C. 鸡蛋　　D. 牛肉

E. 猪肉

3. 产后便秘是由于（　）

A. 膨大的子宫挤压肠管　　B. 催乳素分泌增多

C. 腹肌无力　　D. 活动较少

E. 以上都是

4. 产后便秘饮食调理，可选用的是（　）

A. 蜂蜜饮　　B. 菊花饮

C. 玫瑰花茶　　D. 泻药

E. 以上均可

5. 下列针对产妇便秘的护理措施，不恰当的是（　）

A. 养成规律的排便习惯　　B. 多摄入高纤维膳食

C. 多服用泻药　　D. 适当运动

E. 按揉腹部进行腹部按摩

任务十三　桡骨茎突狭窄性腱鞘炎

PPT

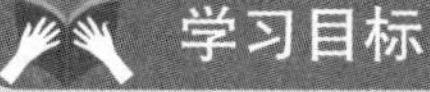

1. 掌握桡骨茎突狭窄性腱鞘炎的常见症状和运动治疗方法。
2. 了解桡骨茎突狭窄性腱鞘炎的概念及其他治疗方法。

案例导学

小李，女，35岁，办公室人员。自述于6个月前顺产生育一孩，近期手腕部疼痛、红、肿，疼痛有加重趋势；关节活动受限，没有力气提物；手腕部大拇指根部局部有疼痛，在家务活动、护理婴儿、伏案工作后加重。

请思考　该患者考虑为哪种疾病？如何进行有效的治疗操作？

一、概述

腱鞘炎 是指腱鞘因机械性摩擦而引起的慢性无菌性炎症，导致鞘壁增厚、粘连和狭窄，伴有活动障碍的疾病。桡骨茎突狭窄性腱鞘炎，俗称“妈妈手”，是拇短伸肌及拇长展肌的肌腱和滑膜发炎肿胀，严重时肌腱滑动受限、粘连，产生疼痛。

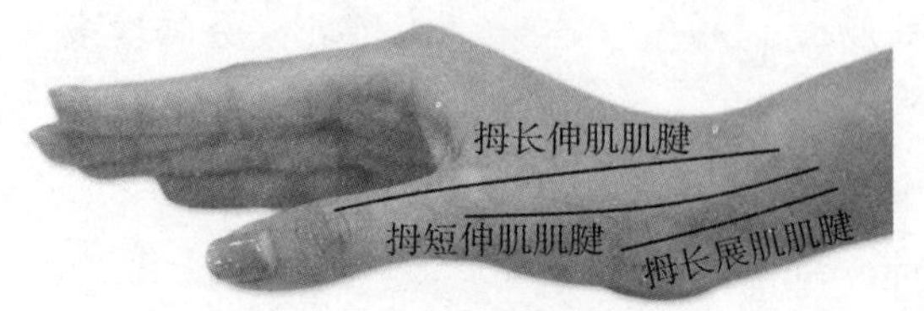

图3-13-1　手部肌肉体表位置

二、发病人群

此病常见于女性，多为中年女性或产妇，与日常生活中用力姿势不正确、工作中用力过度或长期过度使用手部有关，如炒菜、做家务、工作等。产妇在妊娠、产后、哺乳期间，体内激素水平变化急剧，关节囊、关节等周围韧带张力改变。此时，若施力过度或不当，将会使肌腱、韧带负荷过大，过度摩擦，出现充血、水肿，从而引起疼痛和活动受限。如哺乳姿势不正确，错误使用手腕承托婴幼儿头部，而未用肘部承托，使手腕和手指负担加重；怀抱婴幼儿姿势不正确，手腕过度弯曲；大拇指过度外展、负重等。长期双手托举婴幼儿等行为，也易引起此病。

此病不仅见于上述人员中，也经常发生在需要用到大拇指力量的工作者身上。最常见的有长期使用电脑的职业，如办公室白领、程序员、教师等；用力过度的职业，如搬运工人、推拿师等；常使用手机的“拇指族”；糖尿病或类风湿关节炎患者。

三、症状

主要症状为大拇指附近手腕处，即桡骨茎突处出现持续性疼痛及肿胀，压痛明显，可触及凸起肿物。可伴有腕部晨僵、交锁与弹响、提物无力等。

四、诊断

本病的诊断主要依据详细的病史及理学检查。

（一）临床表现

1. 症状　桡骨茎突处出现疼痛、肿胀，压痛明显。

2. 体征　腕关节处可触及凸起肿物，活动功能障碍 。

3. 握拳尺偏试验阳性（图 3–13–2）　典型的理学检查为Finkelstein握拳尺偏试验，即患者拇指屈曲握拳，置于掌心内，腕关节向尺侧（小指侧）屈曲时，引起桡骨茎突处明显疼痛为阳性。

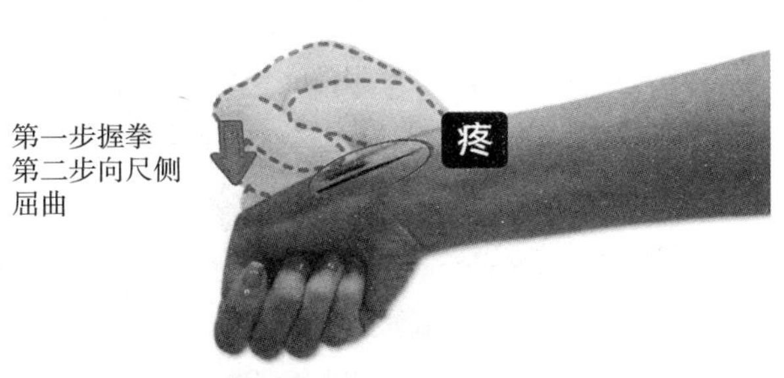

图 3–13–2　握拳尺偏试验

（二）影像学表现

1. 软组织超声波检查　可进一步评估炎性水肿的状况。

2. X 光或其他影像检查　X线检查一般正常，可与其他骨科疾病相鉴别。

五、康复治疗

（一）中药治疗

中医认为，桡骨茎突狭窄性腱鞘炎属“伤筋”范畴，因局部劳作过度，用力不当，积劳伤筋；或受风寒，气血凝滞，运行不畅，从而气滞血瘀，伤及脉络。中医以活血化瘀、消肿止痛为治则，调畅气血，气行则血行，血行则气行，腕关节局部循环得到改善，以此治愈。一般采用粘贴膏药或消炎贴的方式，因其所含中药成分渗透力强，药性经皮肤吸收，可以起到除湿驱寒、消肿止痛的疗效。或选用温经散寒、活血化瘀、通络止痛的中草药进行熏蒸，如牛膝、威灵仙、伸筋草、川乌等。

（二）针灸治疗

1. 穴位注射　选取患侧阳溪、列缺两穴（表 3–13–1），用强的松龙 2ml 和 2% 普鲁卡因 2ml 进行穴位注射。先进行皮试，若阳性可用利多卡因 2ml 代替。用 5 号或 6 号针头，5ml 的注射器抽取所调药液，直刺上述穴位，得气后各注入 2ml 药液。2~5 天一次，3 次为一疗程。

2. 艾灸　选取患侧阳溪、合谷、列缺、阿是穴等穴位（表 3–13–1），用凡士林涂抹于上述穴位。取麦粒大小艾炷放于穴位上，用线香点火，患者感到灼烫后，以镊子夹取处理。在原位施灸5~8壮，以局部出现红晕为度（图3-13-3）。隔日一次，灸3~5次。

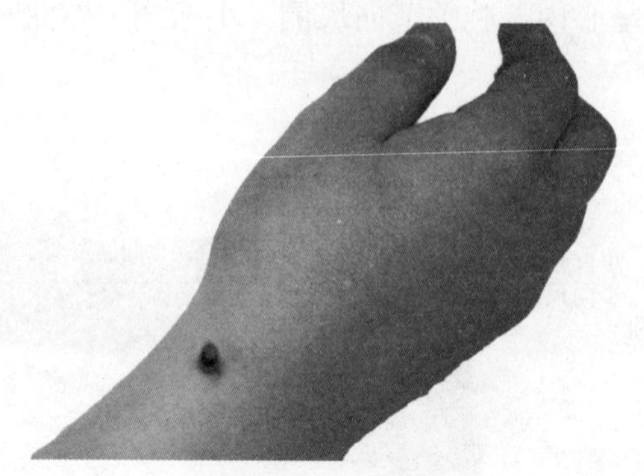

图3-13-3　艾灸疗法

3. 温针灸　选取患侧阳溪、合谷、列缺、手三里、曲池等穴位（表3-13-1），每次选取2~3穴，用毫针针刺，得气后平补平泻，留针至灸毕（图3-13-4）。上述治疗，隔日1次，5次为一疗程。

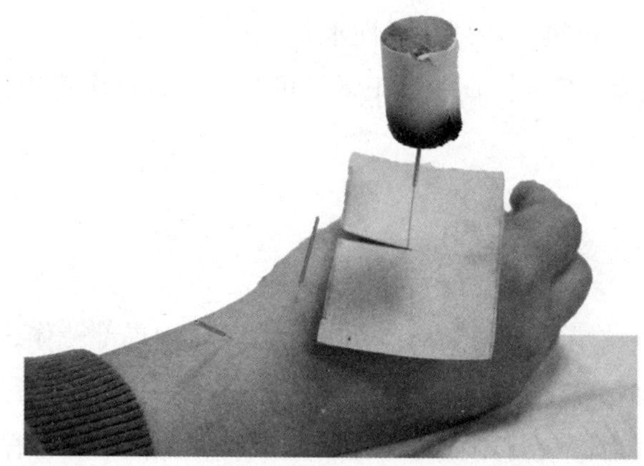

图3-13-4　温针灸疗法

表1-13-1　手部保养腧穴

穴位名称	归经	定位	应用
阳溪	手阳明大肠经	在腕背横纹桡侧，手拇指上翘时，当拇长伸肌腱与拇短伸肌腱之间的凹陷中	①局部疼痛：手腕痛；②头痛、目赤肿痛、耳聋等头面五官病症
列缺	手太阴肺经	在前臂，腕掌侧远端横纹上1.5寸，拇短伸肌腱与拇长展伸肌腱之前，拇长伸肌腱沟的凹陷中	①咳嗽、气喘、咽喉肿痛；②头痛、项强、口眼歪斜

续表

穴位名称	归经	定位	应用
合谷	手阳明大肠经	在手背，第2掌骨桡侧的中点处	①各种痛证：齿痛、头痛、目赤肿痛；②头面五官诸疾：鼻衄、口眼歪斜、耳聋；③闭经、滞产
手三里	手阳明大肠经	在前臂，肘横纹下2寸，阳溪与曲池连线上	①手臂无力、上肢不遂；②腹痛、腹泻
曲池	手阳明大肠经	在肘区，在尺泽与肱骨外上髁连线中点凹陷处	①手臂痹痛、上肢不遂；②热病、高血压、癫狂；③腹痛，吐泻

（三）理疗技术

理疗技术中有多项技术可有效地治疗该病，包括低中频技术、超声波技术等，现将相关技术介绍如下。

1.制动技术　在急性发作期，可用低温热塑板材制作辅助器具，使大拇指和手腕固定在最舒适的位置（可参考手休息位），目的是减少大拇指和手部活动，促进腕关节部位渗出液吸收，缓解症状。

2.温热疗法　可对疼痛部位进行热敷，将湿热敷袋置于肿胀部位，以加速炎性渗出的吸收，减轻压迫，从而减轻疼痛。

3.干扰电疗法　对疼痛部位进行干扰电治疗，可用吸盘式电极吸附在病灶附近，使两路电流在病灶处交叉。差频调节为100Hz或90~100Hz，该干扰电流作用20分钟后，皮肤痛阈明显上升，有良好的镇痛作用，对腱鞘炎引起的疼痛有明显作用。

4.超声疗法　可对疼痛部位、桡骨茎突局部进行超声治疗，以镇痛、解痉，松解粘连、治疗肌腱、腱鞘炎性增厚，加速局部血流，消退炎症引起的水肿。

（三）手术治疗

对于非手术治疗无效或反复发作的患者，可进行腱鞘松解术。手术方法为：纵向切开腕背韧带和狭窄的腱鞘，松解粘连。

（四）日常护理

桡骨茎突狭窄性腱鞘炎要注意日常护理，平时多注意休息，不要长期过度使用腕关节。在护理过程中，需要注意以下几个方面。

1.注意保暖　养成用温水洗手的习惯，不宜用冷水洗手，特别是劳作后，因手部关节温热，骤遇冷水易寒凝经脉，气血运行不畅而加剧疼痛。

2.合理用手　不要过度使用腕关节，正确地进行婴幼儿护理、家务工作等，尽量使用大关节进行，避免反复使用小关节或长期负重于腕关节等。

3. 运动疗法 强调在无痛范围内进行最大活动度练习，对腕关节进行适当牵伸和对腕关节进行力量训练。腕关节的关节活动包括屈腕、伸腕、桡偏、尺偏和环转运动。

（1）屈腕 向手掌侧屈曲活动腕关节，在最大屈曲位置上坚持15秒，使腕关节背侧感觉有牵拉感（图3–13–5）。

（2）伸腕 向手背侧弯曲活动腕关节，在最大背伸位置上坚持15秒，使腕关节掌侧感觉有牵拉感（图3–13–6）。

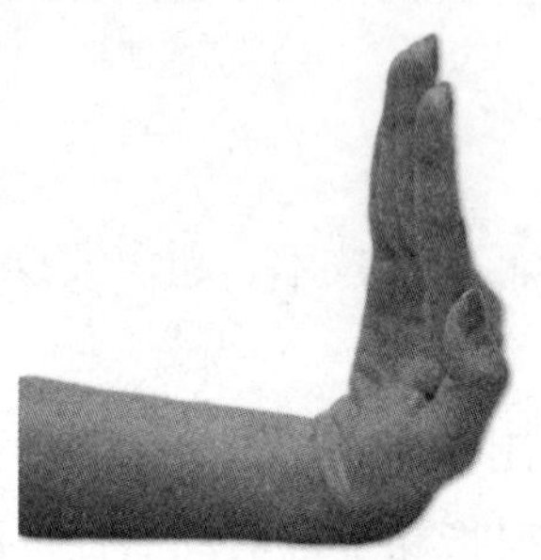

图3–13–5 屈腕运动

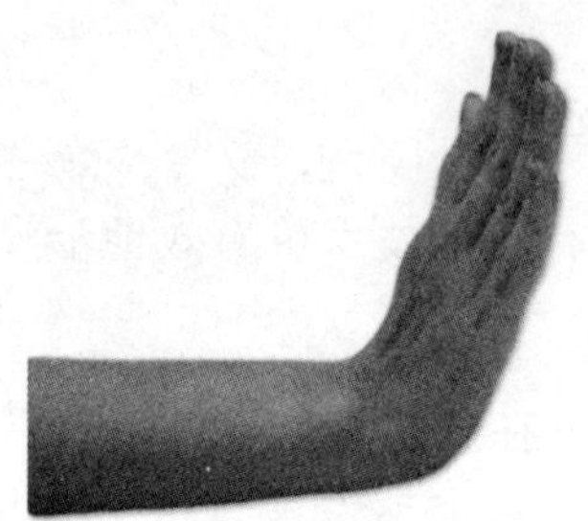

图3–13–6 伸腕运动

（3）桡偏 向手的拇指侧活动腕关节，在最大桡偏的位置上坚持15秒，使腕关节小指侧感觉有牵拉感（图3–13–7）。

（4）尺偏 向手小指侧活动腕关节，在最大尺偏的位置上坚持15秒，使腕关节拇指侧感觉有牵拉感（图3–13–8）。

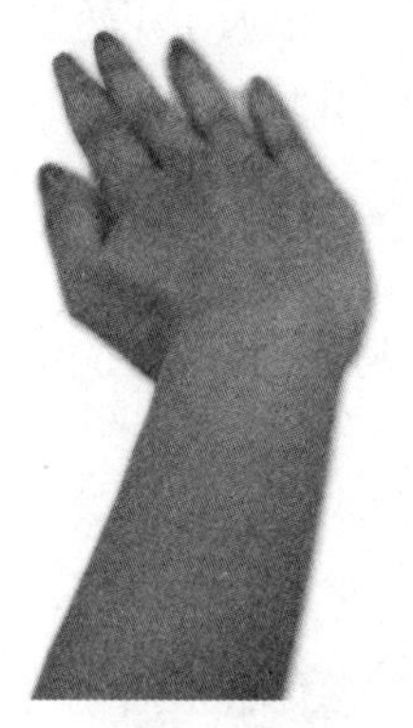

图3–13–7 桡偏运动

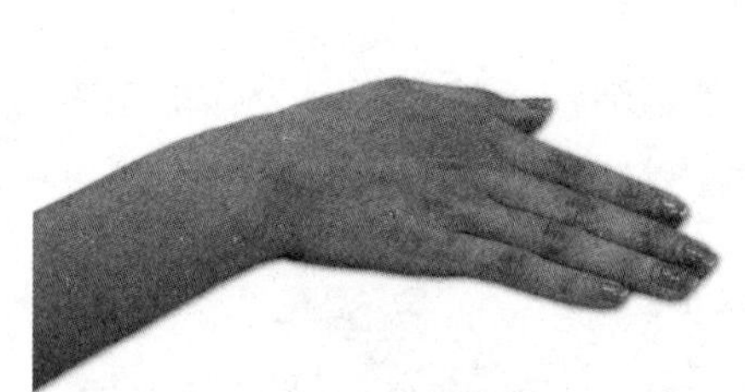

图3–13–8 尺偏运动

（5）环转运动 转动腕关节1分钟，活动腕关节周围的肌肉。在劳作过程中多进行此运动，可有效地缓解关节僵硬、促进腕关节周围肌肉和韧带放松。

（6）力量练习 ①手握哑铃，掌心向上，匀速屈曲腕关节，然后缓慢放松回到原位（图3–13–9）。②手握哑铃，掌心向下，匀速背伸腕关节，然后缓慢放松回到原位（图

3-13-10）。两种运动方式中，选用的哑铃重量根据个人情况选择，循序渐进增加重量。

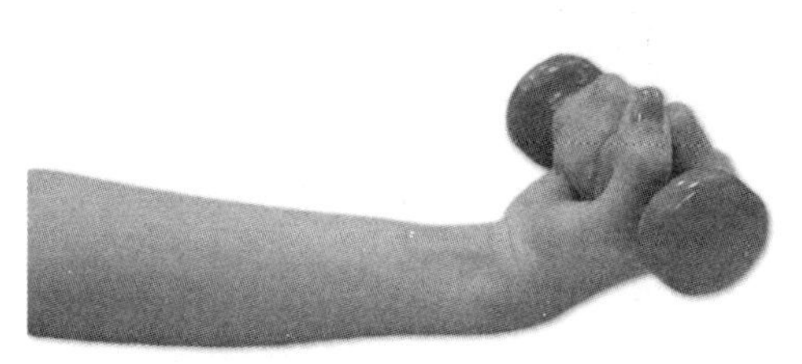

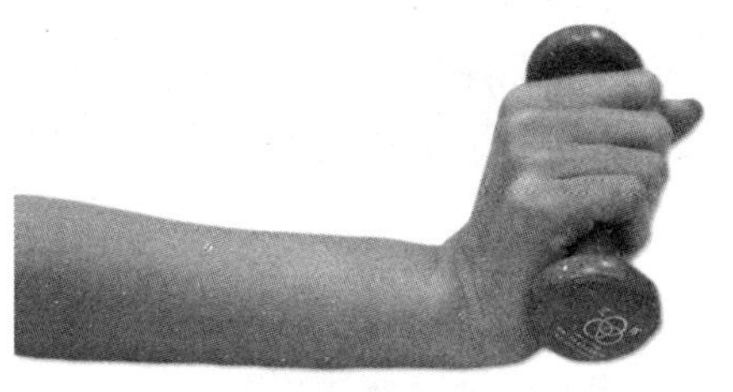

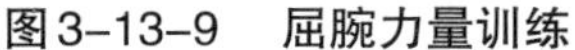

图3-13-9　屈腕力量训练　　图3-13-10　伸腕力量训练

（7）握力练习　手握住磅数不同的橡皮球，用力握紧，并维持姿势不动，每次坚持15秒。

以上动作锻炼时，每天3组，每组10次，每次坚持15秒。

六、小结

桡骨茎突狭窄性腱鞘炎又称“妈妈手”，本病重在预防，需养成合理的用手习惯，加强锻炼。

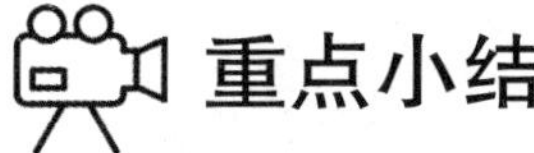

重点小结

重点小结

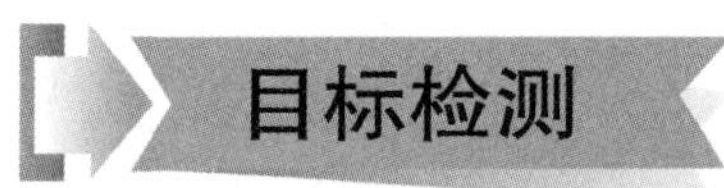

目标检测

答案解析

1.腕关节的组成不包括（　）

A.桡腕关节　　B.腕骨间关节

C.腕掌关节　　D.三角骨

E.豌豆骨

2.腕关节的活动不包括（　）

A.屈曲　　B.后伸

C.旋前　　D.尺偏

E.桡偏

3.根据牵伸力量的来源，牵伸可以分为（　）

A.被动牵伸、主动牵伸、神经肌肉抑制技术

B.长时间牵伸、短时间牵伸

C.手法牵伸、器械牵伸、自我牵伸

D.低强度牵伸、高强度牵伸

E.屈肌、伸肌

4.牵伸技术的原则，除以下哪项外均是正确的（ ）

A.缓慢　　B.轻柔

C.无痛范围内　　D.与挛缩方向相反

E.以上均不正确

5.桡骨茎突狭窄性腱鞘炎，下列哪一项体征为阳性（ ）

A. Dugas　　B. Thomas

C. Finkelstein　　D. Mills

E. Lasegue

附件1　产后盆底肌功能障碍案例解析

附件2　产后康复工作室问诊表

附件3　产后治疗评估表（教学使用）

参考文献

［1］谢幸，孔北华，段涛．妇产科学［M］．9版．北京：人民卫生出版社，2018.

［2］丁文龙，刘学政．系统解剖学［M］．9版．北京：人民卫生出版社，2018.

［3］王忠福．营养与膳食［M］．2版．北京：人民卫生出版社，2020.

［4］陈丽娟．美容皮肤科学［M］．3版．北京：人民卫生出版社，2019.

［5］〔澳〕Mary O'Dwyer著．孕产期盆底健康手册［M］．朱兰，主译．化学工业出版社，2023.

［6］黄晓琳，燕铁斌．康复医学［M］．北京：人民卫生出版社，2018.

［7］李红阳．针灸推拿美容学［M］．北京：中国中医药出版社，2017.

［8］郭翔．推拿学［M］．北京：人民卫生出版社，2018.

［9］梁繁荣，王华．针灸学［M］．北京：中国中医药出版社，2021.

［10］孙丽洲，朱兰．妇产康复［M］．北京：人民卫生出版社，2018.

［11］〔美〕Marianne Ryan著．产后身体革命［M］．6版．乔伊，译．北京：科学技术文献出版社，2021.

［12］广东省职业技术教研室．产后康复技术［M］．北京：北京劳动社会保障出版社，2020.

［13］陈辰．产后恢复师［M］．北京：中国工人出版社，2018.

［14］马良坤．产后恢复身体棒［M］．北京：中国工人出版社，2018.

［15］郑停停．孕妇及产后居家康复指导［M］．电子工业出版社，2021.